AF591825

ZYMÉTOLOGIE PATHOLOGIQUE.

LE CHARBON

OU

FERMENTATION BACTÉRIDIENNE

CHEZ L'HOMME

PHYSIOLOGIE PATHOLOGIQUE

ET

THÉRAPEUTIQUE RATIONNELLE

Par le Dr BRÉBANT

Lauréat de l'Institut.

Ouvrage contenant le résumé d'une série d'expériences d'inoculation du virus charbonneux chez des lapins.

PARIS

CHEZ AD. DELAHAYE, ÉDITEUR

Place de l'Ecole-de-Médecine.

1870.

ZYMÉTOLOGIE PATHOLOGIQUE

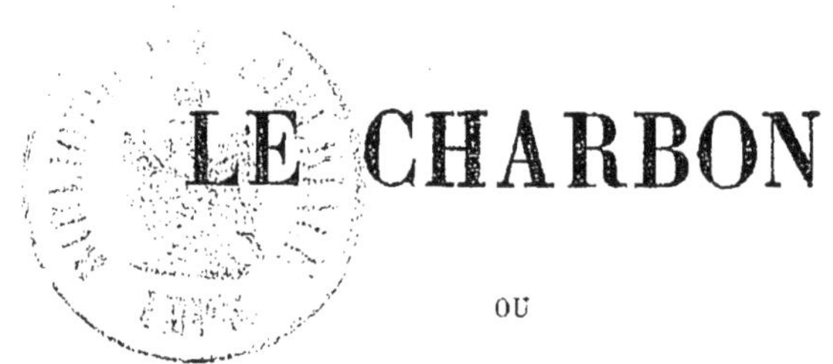

LE CHARBON

OU

FERMENTATION BACTÉRIDIENNE

CHEZ L'HOMME

ZYMÉTOLOGIE PATHOLOGIQUE.

LE CHARBON

OU

FERMENTATION BACTÉRIDIENNE

CHEZ L'HOMME

PHYSIOLOGIE PATHOLOGIQUE

ET

THÉRAPEUTIQUE RATIONNELLE

Par le Docteur BRÉBANT

Lauréat de l'Institut (*Prix BRÉANT*).

REIMS,

IMPRIMERIE DE E. LUTON, RUE CÉRÈS, 17.

1870.

PRÉFACE.

Stuart Mill a publié en Angleterre un ouvrage de 2 volumes in-octavo pour établir la logique dans ses rapports avec la science médicale, et, si j'en crois le docteur Lasègue, qui donne de cet ouvrage une appréciation dans les Archives de juin 1868, Mill aurait échoué comme tout le monde à donner une véritable autorité démonstrative à l'induction qui est proprement le genre de raisonnement qui convient aux faits médicaux. Il faut pourtant accepter les lois de la nature, et la nature des faits constitutifs de la science médicale pratique ne permet pas d'employer une forme logique autre que l'induction.

Je ne puis pas, dans les bornes restreintes d'une préface, essayer de définir et de réglementer d'une façon complète l'induction logique dans ses applications à la médecine. Cette exposition exigerait : 1° une étude de l'esprit humain dans ses rapports avec les réalités actives de l'univers; 2° un ensemble doctrinal sûr la science de l'univers au point de vue dynamique; 3° un exposé général de toutes les sciences médicales, y compris la clinique. Au lieu de donner les lois abstraites de l'induction en médecine, je vais l'appliquer à un ordre de faits intéressants, cela vaudra peut-être mieux; en tous cas, ce me sera plus facile.

La dialectique médicale dont je veux donner un nouvel exemple est aux antipodes de la statistique. Celle-ci déclare qu'elle ne peut pénétrer jusqu'à la connaissance intime des éléments constitutifs de la réalité scientifique, et elle se contente de rassembler tous les faits grossièrement semblables, puis elle les catégorise au moyen de différences extérieures et de rapports divers dont la raison n'est jamais connue. Je ne nie pas la valeur de la statistique comme procédé de découvertes, comme méthode scientifique même, utilement applicable à certaines études, mais je ne l'accepte pas comme capable de diriger le praticien, soit dans son diagnostic, soit dans sa thérapeutique. La clinique opère toujours sur des faits particuliers, et précisément la loi du fait particulier est le dernier élément que puisse jamais atteindre méthodiquement la statistique.

La méthode clinique que je propose a pour base l'analyse. Elle s'arrête d'abord aux faits particuliers. Son premier but est la connaissance exacte du fait particulier le plus simple ou, au moins, le plus clair; avec la connaissance acquise du fait le plus simple, elle attaque la solution scientifique d'un fait un peu plus complexe, et de progrès en progrès, elle se propose enfin la connaissance entière du fait le plus complexe que puisse fournir l'observation dans le même ordre d'événements. Telle est sa marche générale. Quant à sa marche dans l'étude de chaque fait, la voici : c'est l'analyse poussée jusqu'à l'élément morbide indécomposable, et la reconstitution synthétique du réel en déterminant le fait analytique chaque fois que l'esprit a pu arriver à le saisir. Cette reconstitution synthétique est l'épreuve successive de chacun des éléments analytiques obtenus.

Mais cette analyse appliquée à la dissociation des éléments d'un fait complexe est soumise à des lois qu'il faut toujours respecter et qui sont imposées par l'esprit humain et par la nature même des réalités auxquelles on l'applique.

Deux ordres de considérations inséparables dans la réalité doivent être nettement séparées dans l'esprit : la considération de l'être et celle de l'activité. Tout être est actif; toute activité dénonce un être : cela est vrai. Mais notre esprit, néanmoins, est obligé d'acquérir séparément et par des procédés entièrement différents la notion de l'être et celle de l'activité.

La notion de l'être est toujours incomplète et indéterminée; nous en affirmons l'existence individuelle et distincte, et c'est tout. La notion de l'activité propre, au contraire, appartient tout-à-fait à la science; ici, l'observation n'est plus le seul procédé de constatation, nous y pouvons joindre l'expérimentation. La notion de l'activité propre n'est pas toujours complète, mais elle peut toujours être déterminée : dans sa nature, par comparaison à un type; dans son intensité, par comparaison à l'unité du même ordre;

dans son moment, par l'étude des conditions qui lui font équilibre; dans ses effets, par les changements dynamiques immédiatement constatables, ou par les changements statiques accomplis en elle-même ou dans les réalités solidaires qui ont subi son influence.

De là résulte un fait principe : c'est que la notion dynamique est bien mieux et plus complétement acquise que la notion statique, qu'elle a bien plus de probabilités, qu'elle a bien plus d'applications, que c'est sur elle, enfin, que doit se fonder la véritable science médicale, qui est une science de réalités en action. Telle est l'origine de l'induction en médecine.

Ici se place une considération générale de méthode qui a la plus grande importance. Les activités réelles se manifestent statiquement et dynamiquement tout à la fois dans l'espace et dans le temps. Ce sont là les deux aspects de l'universel et du particulier qu'il faut bien considérer. La considération de l'espace s'applique plus à la réalité statique, et la considération du temps s'applique davantage et plus facilement à la réalité dynamique. Il en résulte que la considération du temps est plus appropriée à la nature des notions médicales plus facilement et plus sûrement déterminables par l'observation seule. La détermination chronologique d'un acte, par son commencement, sa durée et sa fin, est tellement nette et susceptible de précision, qu'aucune autre notion n'approche du même degré de certitude et de la même facilité de constatation.

C'est en vertu de cela que je proclame comme première loi méthodique dans l'analyse des faits médicaux : la détermination chronologique des éléments morbides constatés.

Une conséquence très-féconde résulte avec évidence de cette détermination chronologique : c'est qu'un acte antécédent seul peut être cause des actes subséquents.

Cela ne veut pas dire que je légitime le fameux *post hoc, ergo propter hoc.* Je l'ai déjà rectifié dans mon traité du choléra couronné par l'Institut, en le traduisant comme il suit : *Post hoc, ergo possibiliter propter hoc.*

Quand, par l'application de cette première loi méthodique, nous possédons la série chronologique des éléments d'un fait complexe, nous pouvons considérer cette série comme un ensemble de points de repère et de jalons qui nous empêcheront de nous égarer dans l'accomplissement définitif de la notion scientifique.

Pour compléter cette notion scientifique, il faut que nous possédions la notion des virtualités qui appartiennent à chacun des éléments analytiques obtenus.

Ces notions de virtualités spéciales, distinctes et déterminées, sont le fruit de toutes les études physiologiques accomplies ; on peut encore les acquérir avec plus de précision au moyen de l'expérimentation expresse.

La physiologie est la mesure exacte de la science médicale. Il reste ici beaucoup à faire. Béraud, en analysant plus distinctement chacun des sujets anatomiques doués d'une fonction propre et distincte, a préparé mieux que personne l'application de la physiologie à la clinique. Tout n'est pas fait encore; mais, malgré l'état incomplet de la physiologie, il me paraît possible d'amener la pathologie à un degré de science qui dépasse de beaucoup en certitude les résumés qui règnent encore aujourd'hui dans nos écoles.

J'ai voulu prouver que ma confiance est motivée, et c'est dans ce but qu'après avoir exposé à grands traits les principes de la philosophie clinique (*V. Principes de physiologie pathologique appliquée.* Paris, 1867, chez Adrien Delahaye), j'ai voulu les mettre en œuvre, d'abord, dans mon *Traité du Choléra considéré comme affection morbide personnelle*, — Paris, 1868, — et aujourd'hui dans ce traité des maladies charbonneuses chez l'homme.

Il n'est plus besoin, d'après la méthode clinique que je propose et qui est celle qu'emploient naturellement les grands cliniciens, de recueillir un nombre considérable de faits; il faut, mais il suffit d'en avoir assez pour établir clairement et sûrement les éléments constitutifs de la maladie et leur sériation chronologique; les faits physiologiques sont généralement assez connus pour l'explication virtuelle de chacun de ces éléments.

On retrouvera donc ici le même nombre de considérations que j'ai élucidées dans mon traité du choléra : 1° les faits; 2° l'analyse des faits; 3° la sériation chronologique des éléments; 4° l'activité spéciale de chaque élément dans la durée entière de la maladie; 5° l'interprétation pathogénique et autothérapique de chacun de ces éléments; 6° les indications rationnelles purement dialectiques; 7° la discussion clinique des indications rationnelles selon les temps, le moment et les circonstances; 8° l'application pratique des modificateurs thérapeutiques.

Un mot sur le titre de cet ouvrage. J'aime les situations nettes et décidées. Le titre que j'ai choisi résume la doctrine à laquelle je m'attache absolument. Le charbon, sous sa forme de pustule maligne ou d'œdème malin, est pour moi une fermentation morbide; le ferment, dans ce cas particulier, est la bactéridie décrite par Davaine dès 1850. Je considère comme certain, avec Bouchardat, que l'organisme humain est en proie à d'autres formes de fermentations qui sont déjà en grande partie connues. Je n'hésite donc pas à introduire dans la pathologie générale une section tout entière : celle des fermentations. Cette section prendra le nom de zymétologie morbide ou pathologique. C'est une branche de la science des ferments qui, presque créée par Pasteur, a conquis aujourd'hui son importance et son nom dans la science générale.

ZYMÉTOLOGIE PATHOLOGIQUE

LE CHARBON

OU

FERMENTATION BACTÉRIDIENNE

CHEZ L'HOMME.

PREMIÈRE PARTIE.

Fermentation Bactéridienne connue sous le nom de Pustule maligne.

CHAPITRE PREMIER

Nosographie Empirique.

ARTICLE PREMIER.

OBSERVATIONS.

1re Obs. — Hénon-Sagnet, 37 ans, berger à Coëgny, tempérament sanguin, caractère vif et énergique, santé ordinairement bonne. Il a seulement besoin de se faire saigner à l'entrée de l'été, pour cause de congestion encéphalo-rachidienne. Du reste, jamais il n'a été malade.

Le 5 septembre 1856, au matin, il dépèce un agneau qui lui a semblé être mort d'un coup de sang. Il ne devint pas noir après sa mort. — Dans l'après-midi, Hénon sentit une petite vésicule sur le dos du poignet gauche ; il se gratta, déchira la vésicule d'où il sortit un liquide noirâtre. Le lendemain matin 6, de l'enflure existait autour de cette vésicule. Hénon, qui souffrait, ne prit pourtant aucune précaution.

Le 7, à midi, il vient me voir à 6 kilomètres. Je constate un gonflement œdémateux, rénitent et douloureux du dos de la main, du poignet et de la moitié inférieure de l'avant-bras gauche. Ce gonflement s'arrête subitement selon une ligne sinueuse autour du membre. Sur ses confins, ce gonflement forme une saillie très-apparente. Au dos du poignet, au niveau de l'articulation radio-cubitale inférieure, existe une pustule déchirée, l'épiderme est soulevé, une sérosité ténue s'écoule sous la pression du doigt à ce niveau. La pulpe du doigt constate un noyau d'induration circonscrit. Ce noyau n'est pas de couleur noire. A un demi-centimètre à côté de cette pustule initiale s'élève une vésicule nouvelle ; de ce côté, l'induration gagne jusque sous cette vésicule qui donne de la démangeaison comme la première. Point d'escharre noire, point de crépitation sous le doigt, œdème rénitent très-prononcé sur les parties voisines. Pas de fièvre, pas de ganglion axillaire douloureux.

Je diagnostique une pustule maligne.

J'applique immédiatement une couche de pâte de Vienne de 4 millimètres d'épaisseur, dépassant de 4 à 5 millimètres les limites de l'induration sous-pustuleuse. Je laisse en contact 20 minutes et et j'applique sur l'escharre de la ouate imprégnée d'huile d'olive iodée : 30 gouttes de teinture pour 15 grammes d'huile.

Fomentation d'eau de sureau. — Diète.

La nuit, on m'éveille à trois heures du matin. Le gonflement œdémateux a gagné le pli du coude. La raideur du dos de la main est extrême et douloureuse. Je coupe l'escharre en croix et je la détache. Les tissus fibreux sous-jacents sont gris, baignés d'une sérosité abondante qui s'écoule en partie. Il n'y a pas un atome de pus. La fièvre est vive ; l'avant-bras et la main sont chauds et font sentir des battements au malade. Il souffre beaucoup de céphalalgie et s'endort continuellement.

Je mets la main et l'avant-bras sur un plan incliné. — 30 sangsues au bras au-dessus de l'escharre.

En cherchant les limites profondes de l'escharre et en vue de donner un peu d'écoulement à la sérosité épanchée, j'ouvre sans intention avec une lancette une veine qui donne 100 grammes de sang à peu près. Alors, bien que les sangsues ne fussent pas toutes détachées, le malade sent des nausées, la céphalalgie continue, le pouls fléchit. Je cautérise la plaie veineuse avec le fer rouge. Je renvoie ma visite au soir. On appliquera des compresses d'eau de sureau sur le membre incliné. — Eau vineuse. — Infusion de café de temps en temps.

Le 8. L'enflure monte jusqu'au coude. Je fais le matin une incision profonde d'un centimètre, longue de trois centimètres et demi au centre du dos de la main, à deux centimètres au-dessous de l'escharre. Il s'écoule de cette incision une sérosité claire qui rend le tissu cellulaire transparent. Dans la plaie, on ne voit rien de vif, tout est grisâtre, macéré. Les bords s'éloignent largement en se retroussant. Le soir, l'enflure semble monter. Les doigts sont très-froids, la douleur dans la main est très-violente. Je fais une nouvelle incision au-dessus de l'escharre. Je cautérise avec le fer rouge la plaie du matin, la superficie de l'escharre et je fais sur l'avant-bras, et même sur le bras, quelques raies de feu. Mêmes soins d'ailleurs.

Le 9. Les douleurs sont vives à la main. Le gonflement monte vers l'épaule, mais ce gonflement est moins élastique, moins rénitent, excepté au coude, où l'on sent comme la présence d'un liquide sous la peau.

Je fais trois incisions : l'une au coude, la seconde sur le bras, partie externe, l'autre à l'avant-bras, région dorso-cubitale, et je constate absence de sérosité caractéristique ; le tissu adipeux paraît normal.

Toujours mêmes soins.

Le soir. La main est froide, recouverte de phlyctènes secondaires. J'ouvre ces phlyctènes et j'applique sur le derme dénudé de la teinture d'iode pure. Je fais une incision de 2 centimètres et demi qui tombe en T sur la première du dos de la main vers le pouce, et, à 2 centimètres vers le petit doigt, j'en fais une seconde parallèle.

On appliquera des cataplasmes chauds sur la main et on les fera avec une décoction de feuilles de noyer et d'écorce de chêne.

Même boisson ; plus, limonade sulfurique.

Depuis ma visite d'hier soir, l'état général est bon, le malade n'a plus de somnolence, plus de céphalalgie ; le pouls est régulier, il n'est plus dépressible et mou, quoiqu'il n'ait pas l'ampleur normale ; la langue est seulement un peu pâle ; il n'y a plus de nausées ; la voix est bonne, le courage renaît ; le malade dit qu'il sent bien lui-même qu'il s'en tirera.

Cependant, dès ce jour, les plaies se ferment par une matière adhérente livide qui ressemble à la pourriture d'hôpital, et cet accident persévère les deux jours suivants.

Le 10. La main est dure, gonflée et très-douloureuse, surtout au poignet, où j'ai respecté un anneau de peau, et à la racine des doigts. Le bras et l'avant-bras sont très-gonflés, chauds et rouges d'un érysipèle qui gagne jusque sous l'aisselle et à l'omoplate.

Le malade a repris de la fièvre ; il a un peu de céphalalgie, des douleurs en ceinture à l'épigastre et de la sécheresse du larynx qui voile sa voix.

Amidon azuré sur l'épaule et le bras.

Bouillon à l'oignon par petite quantité.

Compresses d'eau de noyer chaude sur la main.

Le malade fait beaucoup de renvois. L'érysipèle diminue.

Le 11, matin, plus de fièvre, pouls bon, plus de céphalalgie, plus de douleurs épigastriques. Le larynx est plus libre; la langue est humide, un peu blanche. L'érysipèle a disparu au tronc et à l'épaule; il a diminué sur tout le reste ; les plaies ont laissé s'écouler du liquide; la main est moins gonflée et un peu moins douloureuse ; la suppuration paraît se montrer entre les doigts.

Mèches effilées entre les doigts.

Linge troué mouillé de glycérine iodée et charpie sur les plaies du dos de la main et à l'avant-bras.

Toujours compresses chaudes sur la main.

Amidon continué.

Même régime. — Bouillon. — Lavement salé.

Le soir. Même état. — Continuation des mêmes soins.

Le 12, matin, même état local. Pas de fièvre, pas de céphalalgie; le malade a dormi deux heures. Empâtement général du membre, conservant l'empreinte du doigt, au-dessus de la pustule. Même état dela main, qui est toujours livide, couverte de phlyctènes avec derme livide sous-jacent. Les escharres ne se détachent pas encore. Pas de suppuration nulle part.

Pansement des plaies avec glycérine.

Huile iodée sur le reste de la main et les doigts. Charpie sèche.

Potion suivante, cinq cuillerées par jour :

R.	Acétate d'ammoniaque. . .	10	grammes.
	Eau de mélisse	10	»
	Eau	125	»
	Sirop.	50	»

Pilules de thériaque, 5 par jour, aa de 0,10 centigr.

Le 13, matin, le malade n'a pris qu'une pilule. Il a beaucoup dormi la nuit ; il a beaucoup sué ; il n'a pas de fièvre ; sa voix est très-bonne ; le pouls, régulier et ferme ; la langue, belle. Pas de céphalalgie, pas de coliques, pas de nausées. Appétit. Il a pris hier du bouillon à l'oseille.

L'érysipèle a disparu. L'avant-bras est considérablement dégonflé. Le bord radial présente des taches bleues et noires en longues et larges traînées sous l'épiderme luisant et plissé. Ces taches ressemblent aux ecchymoses scorbutiques. L'escharre initiale commence à se détacher sur les bords. Les plaies ont plus bel aspect ; elles se détergent ; les bords sont moins soulevés ; les alentours sont moins saillants et moins rénitents. Le bras, dans sa région postéro-inférieure, est très-gonflé, mais indolore et souple.

Même traitement.

Pas de selles spontanées. J'attends néanmoins.

Le 14, matin. La journée a été très-bonne, mais le malade a beaucoup souffert de son bras. Des liquides se sont écoulés en abondance. Pas de fièvre ; pas de selles ; langue bonne, un peu humide. Le malade a mangé de bon cœur une bonne soupe grasse et une aile de poule. Il a bu beaucoup de bouillon.

Les plaies se détergent, les escharres se détachent, les doigts sont moins gonflés, l'épiderme s'y refait. Le dos de la main est moins gonflé, moins douloureux. L'avant-bras est désenflé, très-souple et non douloureux ; le bord cubital est toujours comme hier ; l'épiderme se détache aux environs de chaque raie de feu ; au niveau du coude et à la partie inférieure de la face externe du bras existe une large tache livide ; l'épiderme est soulevé et sous lui se trouve une couche pseudo-membraneuse qui s'enlève en grattant et met à nu le derme enflammé ; les deux tiers de la face postérieure et interne du bras présentent aussi un dépôt pseudo-membraneux de deux à trois millimètres sous l'épiderme, qui s'enlève facilement.

Mêmes soins.

Même régime. — Lavement salé.

Le 15. Amélioration générale et locale ; seulement le malade souffre après quelque temps de pansement.

Cataplasmes de sureau sur le dos de la main et sur le poignet.

Le 16. Amélioration remarquable. Les doigts sont libres, l'épiderme est presque partout refait ; les escharres se détachent ; la tuméfaction est presque complétement effacée ; le bras lui-même est mieux, tout l'épiderme que j'ai détaché est refait ; il reste seulement de l'empatement aux environs du coude où se trouve une large traînée tachetée de violet. Pas de selles depuis avant-hier.

Mêmes soins.

15 gr. d'eau-de-vie allemande.

Le 17. Le purgatif l'a beaucoup fatigué. Ce matin, la voix est encore cassée, cependant il a déjeuné abondamment de café au lait.

L'état du bras est toujours meilleur ; mais les plaies faites par le bistouri à l'avant-bras et au coude sont couvertes d'une concrétion blanchâtre et adhérente ; il n'y a pas de progrès vers la cicatrisation.

On pansera ces dernières plaies avec du vin aromatique. En attendant : glycérine.

Le 20. Le malade a pris deux bains alcalins ; les doigts sont à l'état normal ; les escharres ne se détachent pas encore, et pourtant la suppuration commence. L'avant-bras reste seulement un peu douloureux le long du radius ; le bras a repris son volume et sa souplesse naturelle.

Pansement des escharres avec onguent de la Mère.

Le 24. Les escharres se détachent à leur pourtour ; la suppuration est de bonne nature, l'état général, excellent ; il y a près du coude, le long des supinateurs, une traînée de pus que je fais facilement sortir par la plaie du coude.

Le 29. Le malade a pu venir de Coëgny à Voncq, à 6 kilomètres, de pied, et ne s'est reposé que trois fois. La plaie du dos de la main se déterge un peu. Celle du poignet est vive et bourgeonnante, les portions gangrenées sont complétement détachées. Celle qui est au-dessus est encore salie d'une escharre fibreuse qui gagne le cubitus.

Le 30. Dans la dernière plaie, j'enlève un lambeau sphacélé ; la suppuration se tarit un peu dans le décollement qui longe le cubitus.

Même pansement. — Onguent de la Mère.

Le 2 octobre. Amélioration locale et générale ; les plaies du dos de la main sentent encore mauvais ; on les arrose de vin aromatique. Les bourgeons charnus se dessinent à la surface de la plaie.

Le 30 octobre. La plaie de la main est presque cicatrisée ; celle du poignet l'est en partie. Je réprime les bourgeons charnus du centre avec le nitrate d'argent. Bonne santé. Le malade porte un seau d'eau de son bras malade ; il a pu bêcher quelques pelletées dans un terrain difficile ; les muscles extenseurs du poignet semblent un peu rétractés.

Plus tard, le membre recouvra toute la liberté de ses mouvements.

Telle est l'histoire du premier cas de pustule maligne que j'ai eu l'occasion d'observer et de soigner moi-même. Personne ne récusera, sans doute, ni la légitimité du diagnostic, ni la gravité spéciale du fait. Cette gravité se révèle surtout par la rapidité extrême de la période d'incubation et par la marche rapidement envahissante de l'œdème périphérique.

En suivant plus ou moins exactement les conseils de la thérapeutique commune, j'avais enfin obtenu un succès assez complet; mais au prix de quels soins ! au prix de quels dangers ! et après quelle durée ! Je n'étais pas bien édifié sur la valeur de la cautérisation potentielle que j'avais faite ; encore moins sur la valeur de la cautérisation actuelle que j'avais exécutée. J'avais eu là l'occasion de voir pas à pas la marche naturelle du mal et de me poser bien des questions dont les auteurs ne me donnaient aucunement la solution.

Qu'est-ce que le pustule initiale ? Quelle est l'action du virus et la réaction immédiate et directe du tissu vivant ? Par quel mécanisme se produit l'infiltration périphérique ? Pourquoi est-elle si dure, si peu douloureuse ? Pourquoi est-elle si envahissante ? Pourquoi suit-elle une marche saccadée ? Pourquoi devient-elle moins rénitente quand elle a gagné des points éloignés ? Pourquoi s'étend-elle en surface et non en profondeur ? Cette infiltration est-elle septique et à quel degré ? Détermine-t-elle le sphacèle des parties vivantes par un contact vital ou chimique, ou seulement par distension mécanique ? Quelle est la signification des accidents généraux que j'ai vus se développer dès le troisième jour chez mon malade ? Y a-t-il altération virulente du sang ou une altération indirecte résultant des actes pathologiques qui s'accomplissent ? Quelle est l'importance de la cautérisation de la pustule ? Quelle est la valeur des incisions ? Sont-elles avantageuses ? Sont-elles dangereuses au contraire et comment le sont-elles ? Toutes ces questions étaient venues assaillir mon esprit et me laissaient dans la perplexité ordinaire où le médecin se trouve quand il ne peut se rendre rationnellement compte de sa conduite auprès des malades.

A quelques jours de là, je conversais avec mon regretté confrère Faille, de Vouziers. Praticien expérimenté par un exercice très actif de plus de cinquante années de médecine, mon confrère me dit qu'il suivait dans le traitement du charbon une conduite moins barbare que celle des différents auteurs qui ont traité de cette maladie. Pour lui, suivant en cela l'exemple de son maître Chapiotin, de Rethel, il se contentait de faire des débridements bien complets des parties atteintes par la pustule, et il couvrait ensuite de cataplasmes. Il ne se rappelait pas avoir perdu un seul de ses malades.

J'hésitai beaucoup à croire aux paroles de M. Faille, et je lui dis que peut-être il avait confondu de simples pustules d'acné ou de simples furoncles, ou de simples folliculites cutanées avec des affections charbonneuses. Alors, avec la précision d'une mémoire en même temps riche de faits et sûre d'elle-même, il me fit l'histoire de quelques-uns de ses malades, et je ne pus plus mettre en doute l'exactitude de son diagnostic, ni par conséquent la valeur de son témoignage quant au traitement.

Si la cautérisation au fer rouge avait été nuisible, ce ne pouvait être, ainsi que je l'avais spontanément craint, que par l'oblitération des surfaces de section et en mettant empêchement au dégorgement extérieur des sérosités épanchées dans les tissus.

Cette cautérisation remonte, comme pratique, aux temps les plus reculés, donc au temps d'ignorance ; elle me paraissait douteuse dans ses bénéfices ; elle m'était affirmée inutile par un praticien auquel j'avais la plus grande confiance ; dans ces conditions, ma conscience m'autorisait à faire à l'occasion une tentative d'insoumission aux données empiriques de la tradition.

L'occasion ne tarda guère.

2e Obs. — Collignon, 20 ans, berger à Rilly-aux-Oies, vint me trouver le 3 Novembre 1856 pour me prier de lui donner mes soins. Il avait su la maladie de son confrère de Coëgny, et il avait puisé dans ce fait l'enseignement de la prudence. Aussi, ne tarda-t-il guère à se faire soigner. Il y avait seulement trois jours qu'il avait senti une brûlure légère et très-circonscrite sur l'avant-bras; en y portant la main il avait senti une petite élevure qu'il avait déchirée et qui avait donné lieu à un petit écoulement de sérosité. Depuis, l'enflure s'était produite et il craignait de lui-même que ce ne fût la maladie d'Hénon.

Voici l'état où je le trouvai le 3 Novembre : A la face palmaire de l'avant-bras, à 3 centimètres au-dessus de l'articulation radio-carpienne, existe un gonflement non douloureux, mais dur et rénitent, presque sans changement de couleur à la peau. Ce gonflement a une étendue de 10 centimètres, il est oblong, plus allongé dans la longueur du membre, comme s'il n'avait pas encore dépassé les limites de la face antérieure de l'avant-bras. Au centre de cette intumescence se voit un point légèrement déprimé à l'œil, dépouillé de son épiderme, suintant à la pression une petite gouttelette de sérosité. Ce noyau, qui répond exactement au point où Collignon avait senti et déchiré la vésicule primitive, est presque noir, insensible et dur. Il donne à la pulpe du doigt qui le presse la sensation d'une cheville soudée aux parties voisines. Au voisinage, il n'y a pas de vésicules secondaires, mais l'épiderme est rougeâtre dans une zône excentrique d'un centimètre à peu près.

J'annonçai à Collignon que ses craintes étaient fondées, que ce mal était bien une pustule maligne. « Et pourtant cela ne me fait pas de mal », me disait-il. Il accepta l'incision que je lui proposais et que je fis séance tenante. J'incisai crucialement la tumeur en passant par la pustule initiale, dans une étendue de 4 centimètres, L'incision ne parut pas douloureuse. Pas une goutte de pus ne sortit, les lèvres de la plaie s'écartèrent en se retroussant, et je pus voir que le point noir central perforait le derme et pénétrait dans le tissu cellulaire. Celui-ci était infiltré et transparent. Un peu de sang mêlé de sérosité s'écoula et parut immédiatement se coaguler en magma sur la tranche des tissus et même sur le tranchant de mon bistouri.

Si j'avais eu pleine confiance dans les paroles de M. Faille, je me serais arrêté là, mais je crus plus prudent de verser dans la plaie et surtout aux angles des lambeaux occupés par la pustule incisée une petite quantité de teinture d'iode pure.

J'ordonnai au malade un pansement fait avec de la charpie imbibée de glycérine iodée et placée dans les plaies; le tout recouvert d'un cataplasme de feuille de noyer renouvelé toutes les trois heures.

Le lendemain, je pus constater que le gonflement n'avait fait aucun progrès inquiétant. Les bords de la plaie étaient toujours tendus, rénitents et retroussés. Une sérosité assez abondante s'écoulait, surtout quand on frottait les surfaces de section. Pas la moindre tendance à la suppuration. Le même pansement fut continué les jours suivants. La périphérie de l'œdème primitif s'assouplit, se vida. Le centre et les surfaces de section tardèrent un peu à se débarrasser. Et enfin, dès le 10 Novembre suivant, je pus cesser de voir le malade, qui n'avait plus qu'une plaie simple marchant rapidement vers la cicatrisation et presque sans suppuration.

Le malade pendant trois jours avait été fiévreux; il se plaignait de céphalalgie et de perte d'appétit. Mais je n'eus pas même besoin d'intervenir; ces accidents cessèrent d'eux-mêmes, et il en fut quitte pour un peu d'amaigrissement et de pâleur.

On juge combien je fus heureux de ce résultat, et je me promis bien de rester fidèle à ce traitement simple qui m'avait si franchement réussi. Mais, ici, j'avais pu agir dès le début; j'avais eu affaire à un jeune homme vigoureux et courageux : la partie malade permettait une section franche et complète dans un tissu cellulaire-lamelleux, flexible et bien séparé des tissus profonds par une aponévrose sans perforation. Je ne devais pas espérer de me trouver toujours dans d'aussi heureuses conditions, et pour des faits possibles bien différents. je conservai mes craintes premières sur l'efficacité et même la possibilité d'application du moyen qui venait de me réussir.

Dans ce fait de Collignon, je fis une remarque particulière, c'est que, malgré la rénitence, la dureté et le retroussement spontané des lèvres de la plaie, toutes choses qui, me prouvant une infiltration morbide très-intense, me faisaient craindre en même temps un sphacèle notable, je n'eus à constater qu'une perte de substance insignifiante. Même aux points anguleux occupés par les segments de la pustule incisée, il me sembla qu'il se fit un dépouillement analogue à celui qui se fait lors de la chute d'une couenne inflammatoire à la surface d'un vésicatoire irrité. C'était comme un produit adventice se détachant du vif et laissant celui-ci dans sa texture et son intégrité. De plus, ce produit, que je pouvais toucher et pincer, faisait tellement corps avec le vif, que chaque tentative de traction faite pour le détacher lésait le vif lui-même et déterminait un écoulement sanguin, bientôt suivi sur place d'une production plus abondante qu'auparavant, du moins en apparence. J'étais porté à penser à une véritable dissolution sur place de ce produit, plutôt qu'à une exfoliation en masse, analogue à la chute de lambeaux sphacélés. Déjà, chez Hénon, j'avais vu les surfaces de section se couvrir comme d'une couenne de pourriture d'hôpital, sans qu'il m'ait jamais été possible de détacher utilement ces produits.

Deux ans se passèrent sans qu'il me fût donné d'observer de nouveaux faits, et, par conséquent, sans qu'il me fût possible de poursuivre les idées provisoires que m'avaient données mes deux premières observations.

3me Obs. — Briet, 55 ans, lessiveuse à Terron, d'une constitution très-robuste et d'un tempérament sanguin, me fit appeler le 10 Octobre 1858. Elle me raconta qu'elle était allée, il y avait cinq jours, laver une lessive à une fontaine jaillissante placée près du village et sur le trajet d'un fossé d'eau courante. Cette fontaine, alimentée par la couche de sable vert des collines boisées du voisinage, sort à travers une fissure des calcaires à astartes en affleurement sur ce point. Elle bouillonne au centre d'une excavation circulaire qui s'emplit à fleur de terre et se déverse dans le ruisselet voisin. Cette disposition est très-commode pour l'abreuvement des troupeaux. De plus, au contact de la fontaine et le long du ruisselet existe une plantation de saules têtards à l'abri desquels les bergers ont l'habitude de faire reposer leurs troupeaux.

Pendant que Mme Briet lavait là sa lessive, elle se crut piquée par une mouche, au bord libre de la lèvre inférieure au voisinage de la commissure droite. Une première élevure se produisit sur ce point, élevure donnant une sensation de chaleur brûlante, élevure qui contenait de la sérosité colorée et qui cachait un point gris noirâtre d'où continuait à s'écouler un peu de sérosité. Bientôt la lèvre s'était gonflée, après la lèvre la joue et le cou, et c'est alors que je fus appelé.

A mon arrivée, je constate un gonflement énorme de la face, très-marqué à droite, mais envahissant déjà le côté gauche par la lèvre inférieure, le menton et le cou. La lèvre est trois fois plus épaisse qu'à l'état normal ; saisie entre les doigts, elle est dure, rénitente et insensible à la pression. Non-seulement l'ouverture buccale est très-déformée, mais la joue a perdu toute forme propre, le nez est déjeté à sa partie inférieure, les paupières sont presque ramenées au contact, le globe oculaire me paraît plus saillant, le front est soulevé, le cuir chevelu du côté gauche commence à être envahi ; il en est de même du pourtour de l'oreille ; le cou ne fait qu'un avec la face du côté droit. Toute la peau est rouge dans ces points. Détail plus inquiétant, le gonflement semble se propager sous la muqueuse buccale comme sous la peau. Les mâchoires sont écartées ; l'infiltration sous-muqueuse quittant la joue passe entre les deux arcades dentaires et gagne le voile du palais, le tissu sous-amygdalien et le pharynx.

Au point précis de la lèvre inférieure que j'ai indiqué existe une pustule-type accompagnée d'une couronne de vésicules secondaires encore remplies d'une sérosité limpide.

Je fais une incision qui traverse la pustule et la moitié cutanée de l'épaisseur de la lèvre malade. C'était le dimanche soir. J'ordonne ensuite des cataplasmes de feuilles de noyer.

La fièvre était très-vive, le pouls à 100 pulsations. La malade était somnolente, très-gênée pour respirer et presque incapable d'avaler. Elle se croyait perdue et avait fait son sacrifice.

Le 11, au matin, le gonflement a augmenté et s'est étendu. L'oppression est bien plus grande, le cuir chevelu est soulevé dans une assez grande étendue ; là la pression permet l'enfoncement de la peau, mais alors on sent comme une crépitation légère ; craignant que cette crépitation ne soit due à la déchirure des lamelles cellulaires qui séparent le derme de l'aponévrose crânienne ou même à la déchirure des lamelles ou des vaisseaux allant de l'épicrâne aux os, je n'insiste pas sur ce genre d'exploration. L'infiltration qui gagne le tissu cellulaire orbitaire paraît comprimer l'œil qui a perdu la faculté visuelle et la liberté de ses mouvements, bien que son aspect paraisse normal. Il est projeté en avant et entr'ouvre les paupières quoiqu'elles soient très-infiltrées.

Même somnolence, même oppression, même désespérance. — Aucune plainte sur l'état de l'œil. Céphalalgie atroce.

Je fais une incision sur la muqueuse jugale, vers le buccinateur ; j'en fais ensuite plusieurs autres sur la joue et au front. Peu de sérosité s'écoule de ces incisions. Une matière s'épanche tellement plastique, qu'elle comble instantanément les plaies et agglutine les surfaces de section.

Larges cataplasmes de feuilles de noyer.

Le soir, même état.

Le 12. L'infiltration n'a pas gagné en étendue, mais l'œil est de plus en plus compromis. L'infiltration a sans doute gagné la cavité encéphalique. Il existe aujourd'hui des symptômes de compression cérébrale.

Le 13, la compression encéphalique est évidente ; le coma est décidé ; le pouls est lent et misérable. Ma malade meurt ainsi vers le soir.

Quelle horrible maladie ! et quelles tristes choses nous réserve l'exercice de la médecine ! Ces gens, non pas malheureux, mais très-avares, m'avaient refusé une consultation. J'avais dû prendre toute la responsabilité de ma conduite. Nous discuterons plus tard la valeur et l'étendue de cette responsabilité dans ce cas particulier.

Il n'est peut-être pas sans intérêt que je raconte un fait qui se relie à celui-ci et où je pus constater sans l'avoir voulu le danger particulier et les effets de l'inoculation sur l'homme de la sérosité d'une pustule maligne grave.

J'avais lavé mon bistouri à l'eau froide simple après les incisions faites à Mme Briet. Je remis mon bistouri dans ma trousse, m'apercevant bien qu'il n'était pas très-net. Rentré chez moi, je voulus mettre de côté cet instrument pour n'avoir pas à m'en servir avant de l'avoir fait repasser. Par mégarde, je pris dans ma trousse le bistouri voisin et je laissai celui même que j'avais sali. Le jour même, je courus à Coulommes, village à 15 kilomètres du premier, où je soignais un maréchal atteint d'un phlegmon périrénal dont je constatais tous les signes rationnels. Depuis la veille, ce malade avait eu des frissons répétés, et il avait pris tous les signes d'une fièvre infectieuse grave. De plus, il perdait confiance parce que son curé lui avait fait entendre qu'il avait tort de se fier à moi. J'examinai de nouveau la région rénale ; il y avait un peu d'œdème aux lombes et de l'empâtement profond. Pressé par les accidents qui menaçaient mon malade, je voulus, sans reculer, donner immédiatement la preuve matérielle de l'exactitude de mon diagnostic, et, prenant de confiance mon bistouri dans ma trousse, je l'ouvris et le plongeai sur le bord externe du carré des lombes, jusque dans la cavité abdominale. Alors, sans retirer le bistouri, je pressai sur le ventre, et du pus s'écoula au dehors, le long de la lame. J'agrandis ensuite un peu l'ouverture ainsi faite, et une grande quantité de pus vint donner la preuve que je ne m'étais pas trompé, rendre la confiance au malade et exercer sur son état une heureuse influence. J'introduisis une mèche trempée dans de la glycérine iodée. Je fis mettre des cataplasmes et je partis. C'est seulement à mon retour chez moi que je m'aperçus de l'erreur que j'avais commise. Aussi, le lendemain, je courus en toute hâte voir dans quel état se trouvait mon malade.

L'état général était bon ; les frissons n'étaient pas revenus, le pouls était rassurant. La plaie n'avait pas été douloureuse.

J'examinai cette plaie immédiatement, et voici ce que je constatai : il ne sortait plus de pus, mais une sérosité trouble assez abondante ; cependant il n'y avait pas de tumeur sensible à la palpation du ventre ; le malade avait plus de liberté pour étendre la colonne lombaire ; les mouvements de la cuisse droite étaient plus libres ; les urines ne présentaient aucun caractère inquiétant. De plus, la plaie n'était pas sensible, ni saignante, ni très-gonflée ; toute la surface de section paraissait couverte de cette couche couenneuse adhérente que j'avais observée dans les pustules malignes relatées plus haut.

Je fis faire des injections avec le chlorure de soude de Labarraque au 10me, parce que la sérosité me semblait odorante, et j'ordonnai d'ailleurs le pansement à la glycérine. La cicatrisation se fit en quelques jours ; il n'y eut aucun accident, rien que la suppression absolue du pus jusqu'à la cicatrisation définitive.

Aussi bien que personne, je sais qu'en médecine, rien n'est sûr que ce qui concorde avec les faits, je compris toujours la nécessité de conformer ma conduite particulière aux données éprouvées de la science. Mais, à propos de pustule maligne, je n'ai jamais vu de science véritable, mais plutôt des assertions et des faits empiriques sans portée directrice. En regard de la gravité déjà acquise par les événements quand je fus appelé près de Mme Briet, j'avais, pour décider mes résolutions, d'abord le témoignage sérieux de M. Faille, puis les enseignements sérieux, quoique incomplets, de ma pratique personnelle. Un fait tout récent de pustule maligne, spontanément guérie sous mes yeux, m'avait confirmé dans l'opinion que la pustule maligne est un mal local, dangereux seulement par l'enlèvement au sang d'une grande quantité de sérosités plastiques et par le trouble des fonctions apporté par l'infiltration des appareils importants.

Voici ce fait :

4me Obs. — Cornet, Théodore, âgé de quarante-sept ans, d'une constitution parfaite et d'un tempérament d'élite, était occupé à creuser des fossés de drainage dans une propriété de Semuy confinant au ruisseau qui descend dans la vallée de Montgon, en suivant et traversant à plusieurs reprises le canal des Ardennes.

Ce ruisseau serait un torrent s'il n'était coupé de distance en distance par des retenues qui alimentent des usines hydrauliques très-multipliées sur son parcours. Sous les usines le courant est rapide et la profondeur peu considérable. Des racines d'arbres voisins ou de buissons plantés sur ces rives sont à nu dans le courant. Un mouton, abandonné après avoir été dépecé, s'était arrêté dans les racines de la rive à peu de distance du point où travaillait Cornet. De plus, en qualité d'entrepreneur de drainage, il faisait lui-même la pose des tuyaux, et pour faire cette opération, il avait toujours les bras nus jusqu'aux coudes pour ne pas salir inutilement ses vêtements contre les talus.

Le 20 juillet 1858, Cornet se sentit piquer au bras et prétend qu'il vit la mouche qui venait ainsi de plonger sa trompe dans ses tissus. Je me suis peu arrêté à cette déclaration, parce que Cornet est doué d'une grande imagination, que son esprit est très-inventif, et que son intelligence n'est pas gouvernée par une moralité suffisante. Il aurait même un malin plaisir à induire son homme en erreur. Néanmoins tel serait, d'après son dire, le début des accidents dont il est atteint.

Le 23 juillet, je passe devant la porte de Cornet, qui m'appelle, plutôt pour obéir à des sollicitations étrangères que par confiance en moi. Cornet avait entendu parler d'Hénon, de sa guérison et du traitement que j'avais exécuté. Peu moral dans sa conduite, et avec cela intelligent et défiant, il n'était pas loin de croire que le traitement des médecins était plutôt nuisible qu'avantageux au malade. Il me montra son avant-bras et me permit de l'examiner à mon aise.

Tout le membre supérieur gauche était gonflé ; le gonflement était élastique, rénitent, sans changement de couleur à la peau et sans douleur à la pression. Comme douleur spontanée, le malade accusait une tension énorme, « comme si la peau allait crever » (ce sont ses paroles). A la partie moyenne de l'avant-bras et sur sa face palmaire existe une tache brune, ronde, large de 3 millimètres. Cette tache est dure, insensible ; en la pressant, elle se déprime avec la peau voisine comme s'il y avait une cavité sous-jacente remplie de sérosité fluctuante. Un peu de sérosité s'écoule de cette tache et de sa périphérie ; il n'y a pas de collerette vésiculeuse au pourtour. Voici ce que le malade s'était avisé de faire : il avait fait chauffer un bain de bras dans une poissonnière profonde et il y avait plongé le bras à la plus haute température qu'il avait pu supporter. Il ne craignait rien, affirmait qu'il se guérirait seul, ne souffrait d'ailleurs d'aucun symptôme général et refusait toute intervention chirurgicale, soit par les caustiques, soit par le bistouri.

Je n'insistai pas moi-même et me contentai de lui recommander l'eau de noyer en bain et en topique comme offrant peut-être plus de garantie que l'eau pure qu'il avait employée.

Le 24, je revis le malade, et voici ce que je pus constater. Le gonflement s'était presque complétement arrêté dans ses progrès d'extension. Il avait diminué d'intensité et de rénitence. Le malade, d'un air vainqueur, me raconta que le bras s'était crevé, qu'il en était sorti un jet de sérosité et que je pouvais le voir moi-même. En effet, je vis que la pustule s'était séparée de la peau saine dans un segment de la périphérie et que par cette voie s'échappait encore de la sérosité.

Quelques jours après, ce malade était guéri sans suppuration.

Pour ma part, je ne mets pas en doute l'existence d'une pustule maligne dans ce cas. Cette pustule s'était guérie spontanément, car on ne peut considérer comme un traitement efficace un bain très-chaud qui alors aurait suffi pour cuire la pustule et détruire la virulence de son contenu ; Davaine a prouvé une bien autre résistance chez les bactéridies.

Ce fait concordait avec le témoignage de M. Faille en faveur des incisions comme moyen *sine quâ non* de permettre l'écoulement des sérosités, et par conséquent d'empêcher les progrès de l'infiltration périphérique.

Mais le fait de Terron était venu me montrer que les incisions ne suffisent réellement pas toujours pour obtenir cet écoulement et par conséquent l'arrêt des infiltrations périphériques. J'avais vu les plaies s'oblitérer immédiatement sous le bistouri par un magma plastique aussi imperméable que la peau non incisée.

M. Faille, à qui je parlai de ce nouveau fait, me disait bien que je n'avais pas été assez hardi dans mes incisions, qu'il fallait dépasser beaucoup la limite du mal, ne pas craindre de sectionner l'épaisseur entière des lèvres et des joues, que toutes ces plaies se seraient guéries parfaitement et rapidement après la période ascendante de la maladie ; je restai dans mes doutes, et d'ailleurs je crus que tout ce traitement par incision devenait aussi barbare que le traitement ordinaire par cautérisation que je voulais éviter, par sensibilité peut-être, mais aussi parce qu'il me paraissait incomplet et peut-être insuffisamment rationnel.

Trois ans s'écoulèrent, et j'eus alors une occasion nouvelle de constater une pustule maligne d'une gravité exceptionnelle.

5me Obs. — Chopin, 50 ans, marchand de peaux à Voncq, d'une excellente constitution et d'un tempérament harmonique, me fait appeler chez lui le 26 juillet 1861.

Il me raconte qu'il a acheté des peaux de moutons morts du

sang de rate chez un propriétaire de Saulces-Champenoises, il y a une douzaine de jours, et qu'il les a rapportées à Voncq sur ses crochets. Ces peaux flottaient sur son épaule. Peu attentif à lui-même, il n'avait rien observé du début des accidents dont il avait jusqu'ici très-peu souffert. Il n'était nullement inquiet comme l'eût été un homme intelligent ; préoccupé seulement du peu de souffrance actuelle, son esprit n'allait pas au-devant des événements.

Deux pustules existaient à la joue droite : l'une au niveau du corps de la mâchoire inférieure, sous la commissure labiale droite ; l'autre à trois centimètres en arrière, au niveau du bord alvéolaire de la mâchoire. Ces pustules, accompagnées de couronnes vésiculaires périphériques, étaient brunes, dures, insensibles et occupaient le centre d'un gonflement énorme qui s'étendait à toute la face du côté droit, paraissait soulever le nez de ce côté, infiltrait les paupières, contournait l'oreille jusque vers le cuir chevelu et descendait non-seulement au cou, mais à la partie supérieure de la poitrine. Je trouvais incompréhensible qu'on pût attendre jusque-là sans demander secours. Il n'avait rien fait en attendant.

Je fis une incision principale qui réunissait les deux pustules en dépassant leurs limites en sens opposé. Sur cette incision, deux autres incisions moins étendues venaient fendre en croix chacune des deux pustules. Le malade parut peu souffrir. Une sérosité plastique accompagnée de sang s'écoula et, comme dans les cas précédents, vint former un magma adhérent et oblitérant. J'enlevai de force au bout de quelques instants ce magma solidifié, mais il s'en reforma un autre immédiatement.

Sur ces plaies, je fis mettre des cataplasmes de feuilles de noyer fréquemment renouvelés.

Le 27, il me sembla que l'infiltration gagnait en rénitence vers les parties supérieures de la face. Dans l'intention d'arrêter le passage des sérosités les plus actives de la pustule vers l'œil, je fis rougir à la lampe le petit cautère perforant dont on se sert pour cautériser le fond des alvéoles dentaires, et je fis un demi-cercle de perforations au-dessus de la pustule de la joue, en pénétrant à travers le derme, à des distances de quelques millimètres l'une de l'autre.

Pendant ce temps, la fièvre restait modérée, mais la gêne respiratoire était notable, et le gonflement progressait toujours, surtout en bas.

Je fis continuer les mêmes cataplasmes, mais j'envoyai chercher du chlorure de soude de Labarraque pour le lendemain, décidé à l'employer au moyen des éponges, parce que ce pansement m'avait rendu de grands services dans un cas de brûlure où je l'avais employé, et que je rapportais à l'emploi des injections de chlorure le bénéfice immédiat que j'avais obtenu après mon erreur de Coulommes.

Le 28, les accidents ont augmenté, l'infiltration a gagné vers les parties supérieures de la face, malgré les cautérisations. Le gonflement sous-maxillaire est énorme, la circulation encéphalique en paraît embarrassée. La respiration est très-laborieuse. Un œdème déjà dur occupe les parties supérieures de la poitrine.

Je fais deux incisions profondes sur les parties latérales du cou, sous la mâchoire et je commence, le jour même, des applications d'éponges mouillées dans le chlorure de Labarraque étendu au 7me. Les éponges sont recouvertes de taffetas gommé et leur application, renouvelée toutes les trois ou quatre heures.

Le 29, l'infiltration n'a plus gagné vers les parties supérieures ; mais elle a envahi tout le tronc et même l'intérieur du thorax. La respiration est extrêmement pénible, le malade est agité, cependant le pouls reste vigoureux et le courage ne se perd pas.

Les éponges ont fait merveille. Dès le premier jour, le magma plastique se laisse pénétrer, la sérosité s'écoule des plaies, les parties voisines se dégorgent. Evidemment mon malade est sauvé si l'infiltration vers les plèvres ne détermine pas des accidents mortels.

Comme traitement tonique, je donne du vin, du café et du bouillon de bœuf ou de poule quand on peut s'en procurer.

Le 30, le malade est pris d'une toux extrêmement fatigante, il y a une expectoration fétide et foncée, et des accès d'étouffement. La respiration est sifflante ; il y a du tirage comme dans le croup. On entend des râles crépitants fins dans toute l'étendue de la poitrine du côté droit.

Cependant la circulation se fait bien, le malade ne perd pas courage ; je continue le même traitement.

Dès le 5 août, toute infiltration de la face et du cou a disparu, les plaies se sont détergées sans aucune perte de substance apparente ; les plaies ont énormément diminué d'étendue et de profondeur sous la seule influence du retour des parties à leur volume normal. Alors, le malade demande s'il est possible de ne plus continuer le pansement pendant la nuit avec les éponges mouillées. J'y consens et je fais un pansement avec un linge troué trempé dans la glycérine iodée, recouvert de charpie.

L'infiltration molle du tronc était descendue jusqu'à la fesse, où existait un œdème tremblotant.

Les accidents thoraciques durèrent très-longtemps ; mais, dès le 10 août, l'expectoration était inodore et transparente. L'appétit était revenu. La charité publique venant en aide à mon malade, il était toujours abondamment pourvu de vin, d'eau-de-vie, de viandes de toute espèce. Il put franchement se rétablir. Et pourtant, dès le 10 août, il y avait sur tout le corps une éruption de taches brunes ecchymotiques disséminées. Ces taches, très-abondantes sur les membres, s'accompagnaient d'une infiltration sous-jacente variable. Je considérai ces taches comme des phénomènes de septicémie secondaire.

A partir du 6 août, des douleurs excessives se développèrent dans le bras droit et surtout au moignon de l'épaule. Je me demandai si ces douleurs tenaient à une lésion que j'aurais faite au plexus cervical par mon incision. Et pourtant, je n'apercevais à la face ou au cou aucun symptôme de paralysie.

Le 16 août, amélioration très-grande. Il ne reste plus aucune parcelle d'escharres dans les plaies ; l'appétit est grand, le ventre en bon état ; il n'y a plus de toux. Le bras est plus libre, mais les jambes sont toujours enflées. Le malade a pu sortir du lit seul et marcher quelques pas à l'aide de deux bâtons.

Pansement alternatif des plaies avec linge troué trempé dans parties égales de glycérine et de teinture d'iode, et avec éponges mouillées d'eau chlorurée.

Le 26 août, Chopin vient me trouver chez moi. La plaie est presque complétement cicatrisée. Pas de paralysie ; pas de difformité. Douleur exquise à l'insertion supérieure du faisceau antéro-interne du deltoïde. — Fluctuation peu certaine. — Vésicatoire *loco dolenti.*

Dès ce moment, je ne vis plus mon malade, si ce n'est pour constater sa guérison complète, presque sans traces des accidents locaux, soit au point occupé par les pustules, soit aux points qui avaient été incisés.

Je compte ici pour rien ces légères cautérisations perforantes que j'ai tentées au-dessus de la pustule jugale de Chopin. Je les considère comme d'autant moins importantes que j'ai pu constater le lendemain les progrès de l'infiltration qu'elles avaient eu pour but d'enrayer. Mais, au contraire, il n'est pas possible de douter de l'action salutaire, immédiate, exercée par les éponges chlorurées. Dès la première application, le malade sentit les parties se détendre, et je pus constater, en effet, l'écoulement au dehors de la sérosité et le dégorgement immédiat des parties infiltrées. Cette action favorable ne se démentit jamais, et la marche de la guérison se fit dans une progression régulière et sans alternative de mieux et de pire, comme nous en voyons si souvent après un traitement dont l'efficacité n'est pas aussi franche ou aussi indépendante du sujet que nous traitons.

6e Obs. — Courty, 20 ans, épicier à Rilly, vient me trouver à Voncq, le 8 septembre 1863. Il est atteint d'une pustule acuminée siégeant sur le dos de la main droite. Les tissus sous-jacents sont soulevés par un œdème dur et rénitent. Cette pustule, que je déchire, contient de la sérosité transparente. Il n'existe pas de collerette épidermique, ni de couronne vésiculeuse, mais une zône plus colorée et concentrique. Je déclare que je n'oserais affirmer qu'il s'agit bien ici d'une pustule maligne, mais que pourtant l'incision est prudente. Le malade, accompagné de sa mère, se rend à mon avis. Pas une goutte de pus n'existait dans le tissu cellulaire. Il n'y avait là qu'une infiltration séreuse. J'applique alors du chlorure de chaux sec, mais déjà hydraté, que j'avais alors chez moi ; j'en remets une certaine quantité au malade pour continuer son traitement chez lui, et je le prie de venir me retrouver dans deux jours.

Deux jours après, Courty me montre une plaie un peu grisâtre, mais sans infiltration périphérique ; les bords de la plaie sont seulement retroussés et écartés. J'autorise un pansement simple à l'onguent de la Mère, et je ne revois plus le malade, qui se guérit en très-peu de temps.

7me Obs. — Leroy, trieur de laine, place Suzanne, N° 9, 19 ans. — Constitution délicate, tempérament nerveux, caractère pusillanime.

Le 9 septembre 1863, je suis appelé pour voir le jeune Leroy. Il me raconte qu'il vient de trier un lot de laines venant de Bourgogne, près de Reims, et que l'on sait qu'il y a eu des animaux morts de sang de rate chez le propriétaire qui les a vendus. Depuis trois jours, il s'est développé, vers l'extrémité inférieure du sillon naso-labial gauche, une petite élevure peu douloureuse

3

mais chatouillante. En y portant la main et en se frottant instinctivement, il déchire l'élevure et il en sort un peu d'eau rousse. La démangeaison continue en prenant un caractère légèrement brûlant; les tissus sous-jacents se gonflent depuis hier.

Je trouve au point indiqué une tache brune, arrondie, un peu déprimée; en y portant la pulpe du doigt, je sens un noyau dur; l'exploration est insensible; une couronne complète de vésicules inégales entoure la tache centrale; cette couronne concentrique à la tache n'a pas deux centimètres de diamètre. Le gonflement périphérique est notablement étendu déjà. La lèvre, prise entre les doigts, est rénitente et ne cède pas à la pression. Cette exploration n'éveille aucune sensibilité. Le gonflement s'étend à la lèvre supérieure ; il s'allonge vers l'angle de la mâchoire, gagne la ligne médiane du menton et descend vers le cou de manière à masquer les limites du maxillaire inférieur.

Je fais immédiatement une incision cruciale allant jusqu'au tissu cellulaire sous-muqueux et dépassant de plus d'un centimètre les limites de l'aréole vésiculeuse, et je fais aussitôt appliquer une éponge mouillée de chlorure de soude de Labarraque au 8me. L'éponge est coiffée d'une plaque de taffetas gommé, et le tout est soutenu par un bandage approprié.

Le soir même, je parle de ce fait à mon ami Doyen, que j'invite à le venir voir.

Le 10 septembre, le gonflement n'a pas encore rétrocédé ; il s'est étendu un peu vers le cou, mais il n'a guère augmenté à la face. Les lèvres de la plaie sont toujours très-écartées ; la bouche est béante de ce côté, mais, en somme, il n'y a pas d'aggravation notable.

Vin, bouillons, café. — Même pansement.

Le 11 septembre, la rétrocession de l'infiltration est évidente. Le gonflement s'est étendu vers l'angle de la mâchoire, mais il est moins rénitent. Les ganglions cervicaux et sous-maxillaires sont pris ; ils sont durs, très-volumineux et sensibles à la pression. D'ailleurs, la fièvre s'est développée depuis trois jours en s'aggravant. Le malade a des nausées et de la céphalalgie.

J'ordonne un purgatif pour le 12 ; je fais continuer le pansement au chlorure ; mais je fais étendre l'application de l'éponge jusqu'au niveau des ganglions indurés.

La guérison se fit lentement, mais progressivement et sans autre accident que la fièvre, des sueurs, de la faiblesse et un embarras gastro-intestinal persévérant.

Je combattis ces accidents par les moyens ordinaires. Même

après la cicatrisation de la plaie, il resta plusieurs bubons indurés et un peu douloureux, gênant les mouvements de la mâchoire. Cette induration fut vaincue à la longue par l'application d'un emplâtre de Vigo.

J'emprunte ici une huitième observation aux bulletins de la Société médicale de Reims (année 1868-1869), observation rédigée par mon collègue et ami M. le docteur Doyen.

Cette observation est une des plus complètes que possède la science aujourd'hui, non-seulement parce que la bactéridie a été constatée immédiatement après le diagnostic clinique, mais encore parce que la tendance à la gangrène a eu le temps de produire une vaste escharre, et que, malgré tous les accidents généraux arrivés au degré le plus grave, j'ai pu soutenir et démontrer que ces accidents ne sont pas dus à la présence des bactéridies dans le sang de la circulation, chose qui serait certainement et presque immédiatement mortelle, mais bien à une altération commune du sang, sous l'influence des accidents charbonneux, toujours locaux, jusqu'au voisinage de la mort même.

Vendredi soir, 13 novembre 1868, je fus appelé près de M. Bastin, domestique et cocher chez M. Coquet.

Le malade me raconta qu'il souffrait du bras gauche depuis le mardi précédent; il avait ressenti tout d'abord une chaleur assez vive avec prurit à la région supérieure du bras, mais il ne s'était nullement préoccupé de cette affection. L'apparition d'un gonflement notable, accompagné de malaise et de fièvre, l'avait enfin décidé à me consulter.

Je trouvai le malade dans un état de malaise très-prononcé, il accusait des douleurs contusives dans les membres, le pouls était fréquent, la peau chaude, il y avait inappétence complète, et l'on pouvait constater sur la langue un épais enduit saburral.

Le malade me découvrit alors son bras gauche. Le membre était volumineux, la peau présentait une rougeur diffuse comme dans l'érysipèle, il y avait çà et là de petites phlyctènes disséminées. La palpation dénotait une tension considérable et un empâtement très-résistant du tissu cellulaire sous-cutané. Le mal, à première vue, avait assez bien l'aspect d'un phlegmon diffus érysipélateux.

En examinant attentivement le membre, j'aperçus, aux environs du deltoïde et dans un point correspondant au milieu de son bord antérieur, une petite tache brune entourée de vésicules irrégulièrement disposées. Je piquai avec une épingle cette tache brune, et la sensibilité me parut, en cet endroit, fort amoindrie. Au-dessus et au-dessous de la tache, il y avait de l'œdème gagnant l'acromion, la paroi antérieure de l'aisselle et principalement la partie inférieure du bras, au niveau de laquelle j'ai signalé un gonflement déjà considérable avec aspect érysipélateux. L'ensemble de ces phénomènes me fit immédiatement penser qu'il y avait là une affection grave, probablement de nature charbonneuse.

Il me restait cependant quelque doute ; le siége de la maladie sur une partie habituellement protégée par les vêtements, la rougeur diffuse au-dessous du bouton, la largeur et la dissémination des vésicules et des phlyctènes, enfin le cortége même des symptômes généraux plaidaient en faveur de l'idée d'un érysipèle phlegmoneux avec infiltration plastique considérable.

Dans cette situation d'esprit et à cause de l'heure avancée, je prescrivis un vomi-purgatif et l'application au niveau de la tache brune d'une éponge imbibée de liqueur de Labarraque étendue. J'avais hâte de faire voir le malade à mes confrères et amis, les docteurs Brébant et Luton, qui faisaient à cette époque des expériences très-intéressantes sur l'inoculation du virus charbonneux.

Nous vîmes le malade le samedi à une heure de l'après-midi. Le malade avait vomi la veille et accusait un peu moins de céphalalgie; mais l'état local s'était un peu aggravé. La tache brune était plus large et paraissait un peu déprimée ; les vésicules circonvoisines étaient plus nombreuses, celles de la partie moyenne du bras avaient augmenté de nombre et de volume au niveau de la rougeur érysipélateuse. L'infiltration plastique descendait jusqu'au pli du coude, mais, à la partie supérieure, l'œdème avait peu augmenté. Le bras, en somme, avait doublé de volume.

Le résultat de ce premier examen ne nous permit point de nous prononcer immédiatement sur la nature du mal ; on convint de faire, au niveau du point brunâtre, une incision cruciale pour juger de la consistance des tissus et pour constater s'il y avait ou non de la suppuration.

Le bistouri, en traversant la peau et le tissu cellulaire souscutané, semblait diviser péniblement un tissu squirrheux ; une artériole divisée donna une certaine quantité de sang ; il n'y avait point de trace de suppuration.

Nous pouvions alors presque affirmer qu'il s'agissait d'une pustule maligne. Je remis à mon confrère Luton un lambeau de tissu pris au centre de l'incision cruciale, et il fut décidé qu'on appliquerait sur ce point et sur tout le reste de l'enflure de larges éponges imbibées de la solution chlorurée. On vida préalablement par des ponctions les nombreuses phlyctènes ou vésicules.

Je revis le malade vers cinq heures, il n'y avait aucune modification notable dans son état; cependant l'enflure gagnait un peu vers l'épaule et beaucoup du côté de l'avant-bras ; la tension des tissus était toujours considérable.

Je reçus dans la soirée un petit mot de notre confrère Luton et conçu à peu près en ces termes : « Bactéridies magnifiques et en nombre considérable. Brébant conseille d'élargir l'incision cruciale et de débrider le bras dans les parties les plus tendues. » Je m'empressai alors de retourner près du malade vers neuf heures et demie du soir. Sa femme me dit aussitôt qu'une grande tache noire s'était produite au bras, et je vis en effet au niveau de la partie moyenne et antérieure du biceps une large surface brunâtre et comme ecchymosée.

Au-dessus de la pustule, l'œdème avait peu augmenté.

Je fis immédiatement deux longues incisions, l'une au milieu même de la tache, l'autre à quatre centimètres en dehors et sur une partie qui avait conservé sa coloration normale. Dans la dernière incision, il y eut encore une petite hémorrhagie par une artériole que je fus obligé de tordre. L'examen microscopique du sang écoulé permit de constater qu'il ne contenait point de bactéridies.

Ainsi donc, en quelques heures, l'aspect du mal s'était modifié d'une façon remarquable ; la gangrène s'était largement développée à distance de la pustule. Au niveau de celle-ci et au-dessus, le mal sévissait avec moins d'intensité, cependant la tache brune initiale avait augmenté de largeur. L'état général était grave, il y avait toujours fièvre intense, chaleur, 130 pulsations, céphalalgie, courbature. Le malade prit, dans la nuit, un julep gommeux additionné de 5 grammes de liqueur de Labarraque. Nous le revîmes dimanche matin ; la gangrène avait encore gagné : elle occupait tout le pont de tissus laissé entre les deux premières incisions. Notre confrère Brébant proposa et fit incontinent, avec le bistouri et la sonde cannelée, des débridements plus complets.

Comme le malade était dans une adynamie profonde avec insomnie très-pénible et sécheresse de la peau, on lui fit administrer une potion composée de :

Vin de quinquina au madère, 200 gr.
Extr. de quinquina, 5 gr.
Laudanum de Sydenham, 2 gr.

Nous revîmes le malade à trois heures de l'après-midi ; l'œdème avait gagné la région olécrânienne, ainsi que la partie postérieure et externe du bras, mais il y avait une détente très-marquée en avant, du côté des premières incisions. De larges mouchetures furent faites sur les parties récemment enflées.

Le lundi matin, il nous sembla que l'amélioration locale s'accentuait, mais l'état général était encore peu satisfaisant : le pouls donnait 132 battements faibles, et l'adynamie était très-marquée.

Continuation de la potion tonique, bouillon, lavement purgatif qui ramena deux selles très-fétides.

Le lundi à quatre heures du soir, je pus constater à la fois une détente locale et une amélioration légère de l'état général.

Le mardi matin, il n'y a plus que 100 pulsations, le malade reprend courage, le bras est bien dégorgé, mais l'avant-bras est empâté et comme phlegmoneux, il y a même un peu de rougeur diffuse. On dispose les éponges de manière à faire une légère compression sur les points les plus engorgés.

Mardi soir, même état.

Mercredi, la tension de l'avant-bras ne cède point à la compression et à la position.

Jeudi, on se décide à faire des mouchetures sur tous les points œdémateux, et le lendemain vendredi, huit jours après la première visite, on peut constater un dégorgement suffisant des tissus et une amélioration locale et générale très-notable.

La physionomie est assez bonne, le malade commence à demander quelques aliments, nous ne conservons plus aucune inquiétude au point de vue d'une intoxication générale charbonneuse.

Samedi 21 novembre, le pouls est tombé à 84 pulsations ; le malade se trouve beaucoup mieux.

L'escharre, qui s'est complétée peu à peu, a pris une coloration noire très-franche, sa forme est très-irrégulière ; en certains points, il y a comme une tendance à l'élimination.

Les deux grandes incisions antérieures, préalablement séparées par un pont de peau saine, reposent actuellement sur un fond gangréneux. En dedans et en bas, la gangrène s'est étendue vers la région du coude sous forme d'une plaque molle et grisâtre. Enfin, au niveau de la pustule, l'incision cruciale, qui dépassait de beaucoup les limites de la tache noire primitive, est actuellement tout-à-fait enclavée dans les parties mortes,

En mesurant l'étendue de l'escharre, on trouve 21 centimètres environ de haut en bas, et 15 centimètres de dehors en dedans, suivant une ligne oblique sur l'axe du bras.

Malgré l'amélioration que nous avons constatée chez le malade, on sent que sa constitution a été sérieusement éprouvée. Il conserve une extrême faiblesse et ne peut se tenir assis dans son lit sans éprouver de pénibles vertiges. — Il y a de plus des borborygmes pénibles, et l'administration de lavements salés provoque encore des selles très-fétides. — Néanmoins, comme l'appétit renaît, nous portons un pronostic favorable.

A partir du dimanche 22 novembre jusqu'à ce jour, il n'y a réellement rien de bien curieux à signaler. L'élimination s'est faite régulièrement, mais d'une façon lente, surtout à cause de la profondeur des escharres en haut et en dehors.

Les pansements près de la pustule ont un peu varié suivant les circonstances. Pendant quelques jours, j'ai dû supprimer les pansements humides avec les éponges imbibées de chlorure de soude les tissus semblaient comme macérés, et j'ai placé le bras sur un petit coussin de son, en employant un pansement simple sur les plaies et de la poudre d'amidon au pourtour. Puis j'ai pu reprendre le pansement primitif, qui a été continué jusqu'à ce jour, en éloignant de plus en plus les heures de renouvellement.

Grâce à la médication tonique indiquée plus haut et à un bon régime alimentaire, le malade a pu fournir les éléments de réparation au niveau de l'escharre et prendre, en même temps, de la couleur et de l'embonpoint.

Aujourd'hui 2 février, la cicatrisation est à peu près complète, elle a paru légèrement retardée pendant la période des grands froids.

L'avant-bras devient facilement œdémateux, ce qui tient en partie à l'immobilité prolongée et surtout à l'étranglement léger que la cicatrice fait subir au bras ; les fonctions du membre sont à peu près normales, l'avenir seul nous montrera les résultats fâcheux de la rétraction inodulaire. (Il n'y en a pas eu.)

Après cette exposition aussi fidèle que possible des phases de la maladie, permettez-moi de chercher l'interprétation des phénomènes auxquels nous avons assisté.

Tout d'abord, je dois avouer que j'ai été induit en erreur en présence des phénomènes généraux graves relatés ci-dessus. Acceptant avec confiance les idées émises dans les traités de pathologie externe, je devais croire que la maladie avait atteint la période incurable d'infection charbonneuse.

Je me sentais désarmé, en quelque sorte, en face de l'adynamie profonde du malade, caractérisée par la fréquence et la faiblesse du pouls, et je dois dire qu'il me répugnait fort de faire de grandes et multiples incisions sur un patient que je croyais perdu.

Si j'ai bien deviné les impressions de mon confrère Luton, je crois qu'elles différaient peu des miennes, et, sans l'énergique conviction de notre ami Brébant, nous aurions peut-être reculé devant un traitement qui nous semblait cruel parce que nous le jugions inutile.

L'enseignement pratique que j'ai tiré de ce fait, c'est que la pustule maligne n'est point encore au-dessus des ressources de l'art, alors même qu'elle s'accompagne de phénomènes généraux graves. L'adynamie profonde ne prouve point en effet qu'il y ait infection générale charbonneuse.

Avant cette période ultime, il peut y avoir des désordres fonctionnels sérieux. L'appel considérable des liquides qui se fixent dans le tissu cellulaire au voisinage du point inoculé suffit pour en expliquer le début. Ne résulte-t-il point de cet énorme œdème un appauvrissement rapide du sang en circulation, et par cela même un trouble simultané de tous les grands appareils de la vie?

Il ne faut donc point se décourager, même en face de l'adynamie et de désordres locaux considérables.

Tuer le ferment charbonneux, au centre même de la pustule incisée crucialement;

Débrider les parties gorgées de liquides et menacées de gangrène mécanique et septique ;

Traiter, en un mot, le phlegmon diffus charbonneux d'après la méthode rationnelle des incisions multiples, si utiles au début du phlegmon diffus inflammatoire ;

Remonter l'économie tout entière par une bonne alimentation et des toniques. Voilà, je pense, la méthode qui donnera les succès les plus assurés.

Qu'on oppose au succès de la méthode des incisions avec application d'éponges chlorurées, les succès obtenus par la cautérisation, que m'importe, on connaît trop bien les difficultés d'une bonne statistique !

Sans doute une cautérisation hardie, large et profonde a bien des chances de guérir une pustule maligne au début; mais comment justifier ces barbares applications du feu ou des caustiques sur les parties œdémateuses? en quoi peuvent-elles remédier aux accidents d'étranglement? comment arrêteront-elles les mortifications étendues qui en sont la conséquence habituelle?

Pour résumer en deux mots ma pensée sur l'observation que je vous ai communiquée, il y a eu, selon moi, destruction presque instantanée de la bactéridie par une simple imbibition chlorurée de la pustule ouverte en croix, et de plus arrêt rapide d'accidents de gangrène par étranglement qui devaient nécessairement amener la mort du malade. Voilà, je pense, deux résultats importants qui recommandent à l'attention de tous la méthode simple et inoffensive dont notre confrère Bréhant s'est fait le zélé promoteur.

Rien n'a manqué dans ce fait de Bastin : la pustule déprimée, noire et insensible, l'aréole vésiculeuse, l'œdème dur périphérique, l'absence d'accidents douloureux ou fébriles au début, la présence des bactéridies dans l'escharre réelle ou apparente de la pustule centrale, leur absence dans les sérosités ou dans le sang, ou même dans les escharres secondaires placées à quelque distance de la pustule initiale, la perte de vitalité des bactéridies sous l'influence du chlorure de soude, la guérison possible des accidents généraux même les plus graves, et par conséquent la certitude que ces accidents généraux ne sont pas dus à la diffusion universelle du virus charbonneux, l'avantage des incisions hardies, le bénéfice immédiat des éponges chlorurées appliquées sur toutes les parties sphacélées ou menacées de sphacèle.

Ce fait a pour moi une très-grande valeur, et voici pourquoi : Quelque temps auparavant, j'avais émis toutes mes opinions sur le charbon devant la Société médicale de Reims, et j'avais trouvé tout le monde opposé à ces idées principales : que le charbon est primitivement une maladie locale, qu'il est encore local à la période des accidents généraux même très-graves, que ces accidents généraux ne sont que des résultats pathologiques communs non véritablement charbonneux, que la guérison de l'état local entraîne la cure spontanée de l'état général, que le meilleur traitement local est composé de deux moyens : 1° les incisions suffisantes ; 2° l'action d'un zyméticide non caustique et de préférence les éponges chlorurées. Au nombre des confrères les plus opposés à mes opinions, se trouvaient mes excellents amis Doyen et Luton ; le fait de Bastin les convainquit complétement, et dès ce moment Luton consentit à faire avec moi une série d'expériences sur les animaux pour confirmer les enseignements de Davaine et pour confirmer mes propres conclusions devant la science la plus sévère. On pense combien je fus fier et heureux du secours puissant et plein de notoriété que voulaient bien m'accorder mes confrères.

Bientôt je ferai connaître les principaux résultats de nos expériences communes avec mon confrère Luton.

ARTICLE SECOND.

EXPOSITION EMPIRIQUE SÉRIELLE DE LA PUSTULE MALIGNE.

Le processus pathologique de la pustule maligne ne peut donner lieu à aucune difficulté, tant les constatations sont faciles et univoques.

Le premier élément morbide constaté est une vésico-pustule, contenant un liquide séreux généralement peu coloré, non purulent. Ce liquide est placé sous l'épiderme qu'il soulève. Un sentiment de cuisson, ou plus souvent de simple démangeaison, détermine une action réflexe instinctive, celle de se gratter. Le malade déchire avec le doigt cette vésico-pustule ; un peu de liquide s'écoule. Cet écoulement éveille alors l'attention, et quand le malade y regarde, il aperçoit une petite tache lenticulaire généralement brunâtre, suintant légèrement, peu ou point sensible au toucher.

Alors il s'interroge, et s'il est prévenu de l'existence possible de la pustule maligne, il retrouve dans ses souvenirs de quelques jours, soit un conctact direct et volontaire, soit un contact accidentel avec un animal charbonneux ou avec ses dépouilles, soit une piqûre d'insecte qui a été cuisante, qui a éveillé la conscience, mais qui n'a pas arrêté tout d'abord l'attention.

Toujours le début a été local et superficiel, toujours il y a eu coïncidence de rapports au moins possibles avec des animaux atteints d'affections charbonneuses, et Raimbert a démontré que la sérosité de la vésicule initiale contient des bactéridies. Nous avons confirmé cette démonstration.

Ici, pas de doute, la pustule maligne chez l'homme est bien évidemment une affection morbide d'origine extérieure et non une affection morbide endogène.

Il n'y a rien de particulièrement pathologique à constater chez le sujet avant qu'il n'y ait contact de la cause virulente extérieure avec le point circonscrit où va tout à l'heure se développer la pustule maligne. Nous tenons bien exactement et bien indubitablement l'étiologie du mal.

Contact suffisant d'un virus d'origine animale avec un point de la peau. — Production au même point d'une vésico-pustule dont nous avons donné les caractères. — Tels sont les deux premiers faits sériels que nous avons constatés. Ce qui se passe après le contact du virus ne consiste pas seulement en une vésico-pustule sous-épidermique. La vésico-pustule est ce qu'il y a de plus apparent, mais, sous cette sérosité vésiculeuse, il s'est produit simultanément une altération particulière du tissu dermique. Sa couleur est devenue brunâtre, sa consistance est plus dure, sa sensibilité au contact ou à la piqûre est nulle.

Sur ce point particulier, mes explorations n'ont pas été complètes, peut-être; mais les faits publiés par les autres observateurs sont tous d'accord sur ce point. Il ne faudrait pas pour cela diminuer la valeur rationnelle des faits qui me sont personnels, car si ma constatation de cette insensibilité n'a pas été faite préalablement à l'incision thérapeutique, cette incision elle-même, je l'ai notée comme peu sensible au malade.

A quel moment précis répond cette altération dermique?

Elle est sans doute contemporaine de la formation vésiculeuse. En tous cas, elle est postérieure au contact initial.

Si le contact peut être instantané et immédiatement efficace, il est probablement plus efficace encore quand il s'est prolongé. De même, si le contact de la peau non dénudée est efficace ainsi que le prouvent un grand nombre de faits, et les miens en particulier, l'efficacité morbigène est évidemment plus grande encore lorsque la peau, au point de contact, est dépouillée de son épiderme protecteur.

La vésiculation est un acte quelquefois lent à se produire, en tous cas durable, en tant qu'il est la manifestation d'une excrétion morbide ayant pour siége la pustule même. On comprend que le soulèvement de l'épiderme ne peut se faire que quand cet épiderme est intact; mais le caractère vrai de cet élément pathologique, c'est la production d'une sérosité originaire de la surface sous-épidermique, ou de l'épaisseur même du derme. Or, bien évidemment cette production est un acte durable, qui persévère encore après la déchirure et l'enlèvement de l'épiderme initialement soulevé.

J'ai dit que cette vésiculation est quelquefois lente à se produire, comme chez Chopin; les auteurs citent des faits de période d'incubation plus longue encore. Mais il existe certainement toujours un intervalle entre l'inoculation contagieuse et la production apparente de cette sérosité qui donne d'abord lieu à la vésicule initiale.

L'altération du derme elle-même me paraît une œuvre morbide progressive et croissante. La couleur m'a paru plus foncée à mesure que l'âge de la pustule était plus avancé lorsque je l'examinais. La pustule de Cornet est celle qui me parut la plus noire; mais les bains très chauds qu'il avait pris pouvaient bien être cause de ce caractère particulier. Celles de Chopin et surtout celle de sa lèvre, enfin celle de Mme Briet et celle d'Hénon étaient les plus brunes après celle de Cornet. Chez ces derniers, l'aréole rouge diminuait peut-être l'apparence brune de la pustule centrale, relativement à Cornet chez lequel il n'y avait pas d'aréole. Les questions de couleur plus ou moins foncée de la pustule dermique centrale, ont peu d'importance, mais il est très important de savoir si l'altération du derme est instantanée et immédiate, ou si au contraire elle est lente et croissante : et si l'on croit avec moi que la couleur qui est progressivement plus brune répond au caractère plus complet de l'altération dermique, on trouve dans ce détail une raison de croire à la progression plutôt qu'à l'instantanéité.

Bientôt après naissent ensemble deux sortes de phénomènes nouveaux ; le premier est un gonflement, le second est une seconde altération du derme ayant à peu près les caractères de l'altération première.

Quand la vésico-pustule initiale et l'altération dermique sous-jacente se sont produites, il se passe un peu de temps, puis on voit peu à peu et progressivement se produire un soulèvement élastique de la peau tout autour de la pustule ; la peau semble épaissie, moins souple ; elle a plus de couleur ; puis, concentriquement à la vésico-pustule initiale, se développent une à une, une série simple ou multiple de vésico-pustules secondaires, inégales, contenant chacune de la sérosité plus ou moins colorée. Cette série circulaire de vésico-pustules secondaires est ce qu'on a appelé l'aréole inflammatoire, probablement à cause de la chaleur et de la rougeur développées en même temps dans l'aire de cette aréole.

La production de l'aréole est évidemment progressive. Je l'ai vue absente chez Cornet ; constituée seulement par de la rougeur, chez Courty ; avec commencement de vésiculation, chez Collignon ; incomplète, chez Leroy ; parfaitement entière, dans les autres cas.

Dès le premier moment de la formation de la vésico-pustule initiale, il n'y pas encore de gonflement. Ce gonflement se développe seulement avec l'aréole, mais il ne s'arrête pas avec elle. Il gagne circulairement, contre les lois de la pesanteur, aussi bien que vers les parties déclives, à peu près d'un pas égal. Il glisse entre la peau et les aponévroses, soulève brusquement la peau sur ses confins, subit quelque temps d'arrêt sur les points où la peau est fixée aux parties sous-jacentes et encore sur les points où il existe des insertions aponévrotiques nouvelles, comme au niveau des jointures, etc. Ce gonflement est élastique, tendu, tellement résistant qu'il ne cède pas même à une pression assez forte ou qu'au moins on n'aperçoit aucune dépression au point comprimé. Ceci est vrai pour le voisinage de la pustule dans une étendue variable; mais quand on s'éloigne de la pustule et que déjà la maladie a été soignée ou date d'un certain temps, le gonflement, toujours élastique, est cependant mou et quelquefois tremblotant lorsqu'on l'agite. Lorsque le gonflement a gagné le cuir chevelu, la palpation donne des sensations nouvelles; le derme s'enfonce facilement pour se soulever aussitôt après, et l'on entend sous le doigt une crépitation particulière.

Sur ce gonflement, la peau reste longtemps avec ses caractères normaux. Plus tard seulement, peuvent se développer, non plus des vésicules, mais des bulles ou même des ampoules assez larges donnant un liquide séreux souvent coloré.

Malgré ce semblant de normalité dans la constitution de la peau, sa faculté sensible est grandement diminuée.

Si une incision est faite sur les parties œdémateuses qui avoisinent la pustule, on trouve que cet œdème a pour siége exclusif le tissu cellulaire sous-cutané ou intermusculaire ; il ne pénètre pas les aponévroses. Par sa présence, il donne à ce tissu cellulaire une translucidité qui a été comparée avec justesse à une tranche de citron ouvert avec un couteau. A mesure qu'on s'éloigne de la pustule, l'aspect du tissu cellulaire redevient plus normal.

Quand on fait ainsi une incision au niveau de la pustule initiale elle-même, on voit que la tache brune n'est pas superficielle, mais qu'elle perfore tout le derme. En ce point, la transparence de l'œdème n'est point aussi franche que plus loin ; cet œdème est grisâtre ou même quelquefois livide.

La tranche de l'incision donne lieu à un écoulement de sang qui m'a toujours paru plus artériel que veineux. Les artères et même les artérioles restent perméables; cependant j'ai toujours vu le sang s'arrêter spontanément avec une facilité qui coïncide avec le fait suivant : une sérosité particulière s'écoule de l'incision ; cette sérosité s'attache et s'accole à l'instrument, de manière même à rendre cet instrument très difficilement tranchant pour une incision nouvelle; bientôt elle se coagule et se prend en magma en accaparant le sang des artérioles qui fait bouillonner ce magma pendant un certain temps ; puis le coagulum résiste au jet artériel, il agglutine les lèvres de la plaie, et si l'on veut le détacher, il se déchire en lambeaux plutôt que de se séparer des tissus auxquels il adhère intimement.

L'énergie morbide de la pustule maligne me paraît susceptible de plusieurs degrés d'intensité. Or, la plasticité de la sérosité épanchée me paraît être, en raison directe de cette énergie pathogénique, aussi bien dans son intensité que dans son étendue et dans sa persévérance plus ou moins durable.

La tension des sérosités plastiques au voisinage de la pustule est extrêmement grande. L'incision permet de juger cette tension aussi bien que la palpation même. En effet, les bords de l'incision s'écartent considérablement et se retroussent sans perdre de leur dureté.

Ainsi, l'œdème est de moins en moins caractérisé selon qu'on s'éloigne du siége initial du mal et qu'on l'observe plus longtemps après la formation de l'aréole vésiculeuse. Cet œdème gagne de proche en proche, mais en perdant de plus en plus de son abondance et de sa plasticité. Il suit les intervalles cellulaires en communication.

Le caractère de la douleur résulte plutôt de la distension

de la peau que d'une impression spéciale déterminée sur le système nerveux. Le malade ne se plaint que d'une tension extrême qu'il ressent dans le membre attaqué. Je ne veux pas parler de douleurs spéciales qui pourraient se produire par suite de lésion mécanique sur des organes particuliers, comme la langue, l'oreille, l'œil, etc.

Quant à la sensibilité commune de la peau au niveau des points malades, il y a plutôt un état d'analgésie que l'état contraire.

La fièvre, et j'entends par là l'exagération de la chaleur générale, de la circulation et de la respiration, accompagnée souvent de céphalalgie, de somnolence ou d'excitation nerveuse délirante ; la fièvre, dis-je, est un acte subordonné et non un acte primordial. Tous mes malades ont passé sans s'apercevoir de quoi que ce soit, un certain temps après l'inoculation contagieuse. Déjà la vésicule initiale et la tache dermique sous-jacente existaient depuis plusieurs jours ; déjà même l'œdème spécifique avait une certaine étendue, lorsque seulement la fièvre apparaissait. La fièvre est donc un effet de la pustule maligne et n'en peut être la cause.

Cette fièvre est en rapport avec l'énergie morbide de la pustule, avec l'intensité et la ténacité des accidents progressifs qui la constituent dans sa durée.

Collignon a eu à peine de la fièvre ; il en fut de même de Cornet ; Courty n'en eut pas du tout. La fièvre n'est pas un effet fatal de l'inoculation charbonneuse.

Les événements successifs que nous venons de parcourir sont réguliers et susceptibles de la généralisation que nous venons d'en faire. Il nous reste à examiner maintenant des faits très-variables, parce qu'ils sont subordonnés à mille conditions diverses de siége, de texture et surtout de traitement suivi.

La pustule maligne détermine-t-elle le sphacèle partiel ou total des parties directement atteintes? Il faut répondre ici avec les faits qui n'ont été modifiés ni par le feu, ni par les caustiques. Il y a eu une escharre évidente chez Cornet, et cette escharre, large de 3 millimètres à peu près, s'est violemment séparée par déchirure de la peau saine voisine. Cela est un fait extraordinaire qui s'explique sans doute par les conditions particulières du traitement spontanément pratiqué.

Je n'ai pas suivi Courty jusqu'au moment de l'élimination, mais j'ai suivi exactement tous les autres. Je ne parle pas de Hénon, qui a été cautérisé avec la pâte de Vienne et le fer rouge. Collignon et Leroy se sont guéris sans perte de substance, malgré l'emploi chez le premier de la teinture d'iode aussitôt après l'incision. Il y a eu une escharre, mais une escharre superficielle, et il n'y a pas eu de perte de substance apparente, si ce n'est peut-être aux angles occupés par les quartiers de la pustule initiale. J'ai dû me demander si l'escharre apparente était le résidu plastique des sérorités, concrétées au contact du vif? Il m'a paru que l'élimination était analogue à celle d'une fausse membrane adhérente plutôt qu'à celle d'une partie de tissu mortifié. Je renouvelai les mêmes observations sur Chopin ; il n'y eut là aucune perte apparente de substance vivante ; tout sembla marcher comme l'usure par dissolution ou la chute un peu plus active des fausses membranes diphthéritiques que l'on traite par les gargarismes fréquents au chlorure de soude.

Après mon inoculation accidentelle de la plaie de Coutin, j'ai observé une production pseudo-membraneuse traversant ou me semblant traverser comme un étui, la profondeur de la plaie et attachée aux surfaces de section. Cette production disparut sans sphacèle vraie et comme par dissolution. Je rappelle que j'ai traité cette plaie virulente par les injections de chlorure de soude étendu.

Je suis donc porté à penser que le sphacèle immédiat, dans la pustule maligne, n'est qu'une apparence, et que, si l'escharre apparente qui se détache paraît pénétrer les tissus de la section, c'est que le produit plastique qui détermine à nos yeux cette apparence d'escharre est le même corps qui pénètre réellement les mailles du derme et du tissu cellulaire sous-dermique.

Evidemment, je ne veux pas dire ici qu'il ne puisse jamais y avoir d'escharres véritables dans la pustule maligne, je veux seulement dire que cet accident est secondaire, qu'il n'est pas un produit direct et fatal de l'inoculation charbonneuse, mais plutôt un fait de distension et d'asphyxie des tissus sous l'influence éloignée des productions séreuses accumulées.

Je n'ai pas observé de gangrène spontanée indubitable, si ce n'est chez Bastin ; mais là, elle était mécanique et septique, mais non bactéridienne, comme l'a dit mon confrère Doyen.

Quand l'infiltration plastique périphérique s'arrête, qu'il y ait ou non de la fièvre, la période pathogénique directe de la pustule maligne est accomplie. L'affection locale reste en état pendant quelque temps, puis survient un ensemble de faits dont la tendance évidente est la guérison.

Comment se fait cette guérison spontanée ? Je ne l'ai pas vu. Cornet et Collignon nous ont fourni les deux faits qui se rapprochent le plus de cette cure spontanée.

Chez Cornet, il y eut expulsion rapide des sérosités épanchées. Il prétendit que la sérosité était sortie en jet au premier moment ; je l'ai vue s'écouler encore assez vite par la solution de continuité entre la pustule et la peau saine. Chez lui, la sérosité était plus aqueuse, et l'œdème put diminuer très-rapidement. Mais cet état des sérosités est exceptionnel. Il faut admettre que ces événements peu ordinaires ont été modifiés par l'eau très-chaude du bain. Malheureusement je n'ai qu'une demi-confiance dans les renseignements de cet homme, et je n'ai pas vu ni apprécié le bain qu'il m'a dit avoir pris.

Lorsque la pustule maligne n'est pas compliquée d'escharres véritables, déterminées par la cautérisation, et qu'elle s'est déchirée spontanément ou qu'elle a été incisée par le bistouri, il y a une seule condition à demander pour la guérison spontanée : c'est l'écoulement au-dehors des sérosités épanchées au voisinage de la pustule. Alors l'œdème s'arrête dans ses progrès, il se flétrit peu à peu ; on voit se détacher de la plaie comme une fausse membrane, et la guérison par cicatrisation peut se faire immédiatement après, sans suppuration apparente.

Lorsque la cautérisation a été employée en même temps que les incisions, l'écoulement des sérosités par les plaies se fait encore si le traitement favorise d'ailleurs cet effet ; mais alors il est plus lent, le gonflement peut progresser encore à la périphérie ; mais, lors même qu'il s'arrête, avant de changer notablement, il se passe au moins une douzaine de jours, pendant lesquels l'économie a dû faire converger ses efforts vers une crise inflammatoire, au moyen de laquelle les escharres, véritables dans ce cas, sont éliminées.

Un fait évident et spécial à la pustule maligne, c'est la difficulté extrême que rencontre la formation du pus. Il y a antagonisme entre la sérosité récente d'une pustule maligne active et la production du pus. J'ai eu l'occasion de constater cet antagonisme d'une manière évidente chez Coutin. Au moment de l'incision d'un abcès profond, écoulement d'une grande quantité de pus ; dès le premier pansement, plus de suppuration, seulement une sérosité colorée et un peu odorante. La guérison se fit ensuite sans retour de suppuration.

Les sérosités trop éloignées des plaies, comme nous l'avons vu chez Hénon, chez Cornet, chez Chopin et chez Leroy, disparaissent le plus souvent à la longue et sans manifestation locale apparente. J'ai vu se produire chez Hénon de larges ampoules soulevées par la sérosité, comme l'eût fait un vésicatoire ; mais j'avais fait là une cautérisation transcurrente, qui a pu déterminer pour sa part la production de cette vésication. Dans ce cas, l'écoulement des sérosités à travers le derme du bras me parut agir favorablement; mais les sérosités plus éloignées, comme celles du tronc, disparurent sans manifestation locale.

Chez Bastin, nous avons observé de larges bulles disséminées sur le derme livide; le surlendemain, malgré des incisions trop tardives, il est vrai, une escharre immense compromettait d'abord la vie, puis le retour du membre à ses fonctions.

Chez Chopin, j'ai pu observer des bulles secondaires, une expectoration sanguinolente, des vergetures livides aux parties déclives de l'œdème du tronc et surtout de la fesse droite; mais ces accidents se guérirent assez facilement et sans entraver la convalescence.

Il y eut aussi chez ce dernier des phénomènes dyspnéïques particuliers dont la cause évidente était un œdème sous-pleural du médiastin et du poumon lui-même.

Enfin le même malade nous permit d'observer des douleurs exquises autour de l'épaule droite; douleurs tardives qui disparurent par l'application d'un vésicatoire volant.

En même temps que la fièvre dont j'ai parlé en son rang, j'ai observé, chez tous ceux qui furent sérieusement atteints, des accidents nerveux particuliers, comme la faiblesse, une tendance aux lypothimies, des nausées. Ces accidents, contemporains de la fièvre, la devançaient même le plus souvent et se maintenaient ensuite pendant toute sa durée.

En résumé, telle est donc la série évolutive des éléments morbides constitutifs de la pustule maligne :

1° Inoculation morbide;

2° Vésiculation locale et altération dermique;

3° Œdème rénitent sous-jacent;

4° Formation d'une aréole vésiculeuse concentrique;

5° Progression rapide de l'œdème;

6° Accidents généraux;

7° Evolution variable ensuite, grandement modifiée par

le traitement et par les circonstances anatomiques et physiologiques du siége et du voisinage de la maladie.

Jusqu'ici, l'imagination ne peut être accusée de nous avoir rien fourni ; ce que nous venons d'exposer n'est rien autre chose que le langage même des faits. Notre œuvre personnelle a consisté en cela seulement que nous avons donné un nom à tous les événements successifs, en les rapportant au siége exact qui les manifeste et en décrivant successivement chacun d'eux de manière à les classer au point de vue de leur succession réelle. On a vu que, pour trouver la véritable place évolutive de chaque élément pathologique, il nous a suffi de constater exactement le début de chacune des manifestations qui les dénoncent séparément au dehors.

Il s'agit maintenant de pénétrer la vie pathologique de nos malades et de faire la physiologie vraie des éléments morbides précédemment constatés. Ici je ne dois pas davantage obéir aux impulsions de l'imagination, mais, pour Dieu ! qu'on ne prenne pas comme imaginaires les simples données de la Physiologie.

CHAPITRE SECOND.

Physiologie pathologique de la pustule maligne. — Interprétation des éléments morbides. — Corollaires thérapeutiques rationnels.

—

ARTICLE PREMIER.

INOCULATION DE LA PUSTULE MALIGNE.

La cause exogène véritable de la pustule maligne paraît bien connue par suite des travaux de M. Davaine. Le virus qui la constitue est un serum d'origine animale contenant des corpuscules vivants nommés Bactéridies. Toute maladie charbonneuse même spontanée des animaux se lie au développement de ces bactéridies, dans le sang certainement, ou bien quand ils en meurent, mais peut-être aussi préalablement dans les milieux interstitiels.

Nos expériences sont complétement d'accord de tous points avec celles de Davaine : nous avons toujours vu le sang mêlé de bactéridies reproduire l'infection charbonneuse chez les lapins que nous avons inoculés, soit que le sang infecté vînt d'un mouton mort de sang de rate, soit qu'il vînt d'une vache morte de la même maladie, soit qu'il fût pris sur un lapin précédemment inoculé, et cela à plusieurs reprises successives.

(V. Pièces justificatives à la fin de l'ouvrage.)

Quand on connaît les enseignements de M. Pasteur sur les ferments, et les recherches plus récentes de Bouchardat, on ne peut s'empêcher de comparer les bactéridies aux ferments. Davaine et Bouchardat n'hésitent pas à le faire. La prévision de Bouchardat, que la maladie même de la pustule maligne est une véritable fermentation, cette prévision me semble à moi parfaitement démontrée en clinique. Nécessité d'un milieu particulier, germes empruntés du dehors, multiplication de ces germes et transformation spéciale des milieux contaminés : telle est la série ordinaire des actes constitutifs de la fermentation. Epuisement de la faculté génératrice des germes ou entière transformation du milieu qui les contient : telle est d'autre part la source de la cessation spontanée de la fermentation. Tous ces faits se rencontrent dans la pustule maligne sérieusement étudiée. Ils se produisent surtout d'une façon évidente chez les animaux inoculés. Il y a sur place une multiplication rapide des bactéridies. Plus tard, on en trouve à une petite distance du point inoculé ; aux approches de la mort, elles ont envahi toute l'économie. (V. pièces justificatives.)

J'émets d'avance mes conclusions. Après Davaine qui a déclaré que la bactéridie est un ferment, après Pasteur qui a tant fait pour la connaissance des ferments et des fermentations, après Bouchardat qui se sent entraîné à croire que les maladies charbonneuses sont des fermentations, je viens à mon tour prouver cliniquement que l'ensemble sériel des éléments morbides constitutifs de la maladie charbonneuse, localisée d'abord sous forme de pustule ou d'œdème, cet ensemble a tous les caractères statiques et dynamiques d'une véritable fermentation.

Avec plus de décision que Bouchardat, complètement d'accord avec Davaine, je dirai que la bactéridie est un ferment du 1er ordre, c'est-à-dire constitué par un être microscopique organisé.

Chez aucun de mes malades la peau ne s'est trouvée dépouillée de son épiderme au moment de l'inoculation. Sauf Hénon, Chopin et Leroy, les autres crurent avoir été piqués par un insecte. Si l'on admet la piqûre faite par la trompe d'une mouche, la pénétration du virus s'explique par le fait même. Mais quand il n'y a eu que contact, soit du sang d'un animal charbonneux, soit de sa peau humide, ou même de la laine, la pénétration du virus doit se faire autrement.

Les auteurs qui ont cherché à saisir l'acte primitif de la pénétration du virus ont admis deux possibilités : la première, que le virus entrait par endosmose et mélange avec les liquides vivants, au moyen d'une petite plaie préalablement faite à la peau ; la seconde, que la même endosmose était précédée d'un ramollissement de l'épiderme. On s'arrêtait ensuite à ce premier pas, sans le rattacher aux autres événements subséquents par ses corrélations réelles.

Quand on parle de la peau comme voie de pénétration des virus, on voit cette surface absolument recouverte par une couche épidermique presque impénétrable ; mais on oublie que la peau contient une multitude de glandules pénétrantes ayant chacune leur cavité, souvent remplies de matières excrémentitielles liquides. Ces cavités glandulaires ne sont plus tapissées d'une couche épidermique, mais seulement d'une couche épithéliale parfaitement pénétrable et d'une sensibilité organique bien plus active que la couche épidermique elle-même.

Il n'y a donc pas de difficultés réelles à comprendre l'invasion de l'épaisseur du derme par un virus subtil, dont la partie active est douée d'une vitalité indépendante.

On a pensé que, par suite de la pénétration du virus, le corps muqueux s'imbibait de ce virus et prenait ensuite les caractères constatés par l'observation.

Mais quels sont les caractères constatés par l'observation de la pustule maligne au début ? Entre l'inoculation et la formation de la vésicule initiale on n'a rien observé, et pourtant quelque chose s'est produit, car quand on observe la vésico-pustule initiale, il y a là un liquide pathologique et sous cette vésicule existe une tache dermique qui dénonce un changement de texture dans la peau.

Y a-t-il eu véritable absorption dans le sang du virus inoculé, puis réaction vitale synergique avec manifestation localisée, comme quelques auteurs l'ont cru pour la vaccine et la syphilis, comme tout le monde le croit pour la variole ? Y a-t-il eu seulement un travail de pénétration confinée, avec réaction secrétoire locale, puis multiplication de la cause et extension subséquente ? C'est cette dernière hypothèse qui me paraît vraie ; et voici mes raisons :

On sait par Davaine, et ses preuves sont complètes ; on sait que le sang ou les sérosités provenant même d'un animal charbonneux, mais non mélangés de bactéridies, sont impuissants pour communiquer la pustule maligne ; ce qui fait la force génératrice virulente, ce sont donc les bactéridies.

On sait que la présence des bactéridies dans le sang est le signe ultime des affections charbonneuses générales, et que l'animal n'a plus que quelques heures à vivre lorsqu'on les constate. On sait enfin que, au siége même de la pustule maligne, il y a multiplication évidente des bactéridies inoculées (V. Davaine et Raimbert et nos pièces justificatives).

Sans violenter les enseignements de l'expérience, je puis donc admettre que l'homme capable de pustule maligne puisqu'il en est atteint, qui nous présente cette affection purement locale, n'a pas eu de bactéridies dans le sang de la circulation générale, mais seulement des bactéridies dans les parties vivantes actuellement malades. Ce qui me confirme dans cette opinion, c'est qu'il n'y a pas eu d'accidents nerveux, ni d'accidents fébriles, pas même de douleur locale entre l'insertion du virus et la vésiculation initiale. Nous avons eu chez Bastin la preuve certaine qu'il en est ainsi, puisque la pustule examinée contenait des bactéridies, que les sérosités et le sang pris à une certaine distance de la pustule n'en contenaient pas trace.

Je conclus qu'il faut chercher l'explication originelle des faits dans les actes locaux que permet la physiologie persévérante. Je suis d'autant plus autorisé à procéder ainsi, que, dans une expérience d'inoculation avec ouverture des vaisseaux cutanés faite par Davaine sur un lapin qui mourut au bout de 56 heures, il n'y avait pas encore de bactéridies dans son sang, dix heures avant sa mort. Nous avons plusieurs fois trouvé la preuve du même fait dans nos expériences avec Luton. Plusieurs lapins avaient des bactéridies à foison dans la plaie d'inoculation, on en trouvait aussi à une petite distance, et le sang pris au loin n'en contenait pas trace.

L'inoculation de la pustule maligne n'est pas un acte d'absorption, si l'on entend par ce mot le passage d'un élément quelconque dans le courant veineux ou dans le courant lymphatique.

L'action du virus charbonneux déposé dans les lacunes du derme ou dans les cavités cellulaires sous-dermiques est une action de présence, par conséquent une action locale.

Nous connaissons plusieurs espèces d'actions de présence ; les unes sont simplement dues à des corps étrangers sans action physique ou chimique ou vitale individuelle ; ainsi serait une mélocule inerte ou métallique introduite dans nos tissus vivants. Il peut n'y avoir aucune réaction organique sollicitée ; ou bien il y a de la douleur et tout l'ensemble connu sous le nom d'inflammation éliminatrice. Ici, la cause ne se multiplie pas, on retrouve le corps étranger sans changement. Le virus charbonneux, lui, s'est multiplié ; il n'a pas décidé d'inflammation, il a paru même être l'antagoniste le plus direct de l'inflammation, car il empêche la provocation du pus. (S'il y a augmentation de chaleur, rougeur et gonflement, il n'y a pas suppuration.)

Quand un corps étranger est doué d'une action physique individuelle en pénétrant dans nos tissus, bientôt son action physique s'annule par une équilibration plus ou moins prompte, et il ne reste plus qu'une lésion organique commune et un corps étranger incapable de multiplication indépendante. Ainsi se passerait l'action d'une balle douée d'une certaine vitesse ou d'une certaine chaleur acquises.

Quand un corps étranger capable d'une action chimique pénètre dans nos tissus, ce corps étranger entre dans une combinaison stable; et de deux choses l'une : ou bien il est devenu capable d'être absorbé, de circuler dans le sang et d'être éliminé ; ou bien il est devenu incapable d'être absorbé, et il rentre dans le premier cas que nous avons étudié.

Il existe des actions catalytiques permanentes attachées à la présence de certains corps et déterminant des mouvements et des changements de constitution dans les milieux qui les environnent sans que ces corps changent eux-mêmes. Ainsi serait l'action de l'éponge de platine au contact de certains gaz. Mais on ne connaît pas d'actions analogues dans les organismes vivants.

Enfin il existe des fermentations qui sont de véritables actions vitales dues à des êtres organisés qui, dans des conditions de milieux favorables, se multiplient et changent la nature du liquide où ils accomplissent leur génération.

Nous allons voir que le virus bactéridien agit d'une façon parfaitement analogue à toutes les autres actions des ferments. Cette idée du ferment appliquée à la cause des phénomènes de la pustule maligne était déjà celle vers laquelle se dirigeait l'esprit de Davaine dès ses premières observations faites avec Rayer en 1850 sur le sang de rate des animaux. Ses observations se sont confirmées et déterminées de plus en plus; Davaine est allé jusqu'à établir que l'existence des bactéridies est de la nature des conferves, c'est-à-dire végétale plutôt qu'animale, et c'est sans doute là ce qui explique comment les bactéridies résistent à l'acide sulfurique et à la potasse caustique ainsi que le ferait la cellulose même.

Résumons en quelques mots les faits constatés à propos de la contagion bactéridienne : 1° un serum chargé de bactéridies pénètre le derme, probablement dans ses glandules sudoripares ou sébacées. 2° Les bactéridies se multiplient sur place, ainsi que l'établissent les faits observés par Davaine et Raimbert ainsi que les nôtres. 3° C'est pendant cette multiplication que se produisent les accidents constitutifs de la pustule maligne et que nous avons énumérés.

Trouvons-nous ici les conditions nécessaires d'une fermentation quelconque? C'est ce que nous allons tout de suite rechercher.

Nous avons le ferment, c'est la bactéridie. Il nous faut le milieu, et quand nous aurons trouvé ce milieu, il faudra que nous y trouvions les transformations qui résultent de la présence et de la multiplication du ferment.

Le milieu nécessaire est un liquide confiné, soit dans la cavité dermique initialement occupée par la bactéridie contagieuse, soit dans les interstices fibro-cellulaires du derme, au voisinage du point occupé par les bactéridies, soit dans les vaisseaux sanguins ou lymphatiques de la région inoculée.

Ni les veines voisines, ni les lymphatiques, ni les ganglions voisins ne révèlent la moindre altération dans les premiers moments d'existence de la pustule maligne. La pustule maligne peut se confirmer, s'étendre, s'aggraver, déterminer même la fièvre et tout l'ensemble qu'on désigne habituellement sous le nom de symptômes généraux sans amener la mort ; on en a vu quatre exemples remarquables dans les faits que j'ai rapportés.

En conformité avec les observations de Davaine qui ne trouvait des bactéridies dans le sang que quelques heures avant la mort, il y a donc lieu de conclure que les bactéridies n'existent pas dans le sang de l'homme atteint de pustule maligne, même quand cette pustule a atteint un très-complet développement, à plus forte raison dès son début.

Nous avons fait cette preuve chez Bastin ; nous l'avons faite à plusieurs reprises dans nos expériences.

Comme pourtant les bactéridies se sont multipliées dans la pustule même, il faut bien admettre que le milieu favorable à la multiplication du ferment bactéridien est en dehors du sang et de la lymphe en circulation.

Deux sortes de liquides existent seules en dehors des liquides circulants ; ce sont les milieux interstitiels auxquels il faut joindre le sang et la lymphe, arrêtés et confinés dans une section particulière des vaisseaux ou des produits secrétés non encore expulsés au dehors.

Je ne crois pas que les bactéridies se développent initialement dans les liquides interstitiels. J'en apporte pour raison : 1° que la bactéridie ne traverse pas les culs-de-sac absorbants utéro-placentaires, preuve faite par Davaine, et que par conséquent son endosmose en nature à travers des membranes dialytiques baignées de sang ou de lymphe est probablement impossible ; 2° que les liquides interstitiels subissent au contact de la bactéridie une métamorphose plasmatique telle, qu'ils deviennent de plus en plus imperméables, de plus en plus condensés, et par conséquent de moins en moins pénétrables par les bactéridies ; 3° que ces liquides eux-mêmes examinés au microscope à très peu de distance de la vésicule initiale ne contiennent pas de bactéridies et ne peuvent servir à l'inoculation du charbon de l'homme à l'homme ou de l'homme aux animaux. Cette opinion se confirmera dans nos études subséquentes.

Je crois plus volontiers que dans tous les cas où il n'y a pas lésion de l'épiderme, les bactéridies, après avoir pénétré les follicules dermiques où ne se rencontre qu'un véritable épithélium peu défensif, exercent leur action métamorphique sur les liquides interstitiels et sur le sang et la lymphe, malgré l'interposition de cet épithélium ; qu'en tous cas elles impressionnent à leur manière la sensibilité organique de ces follicules et que celle-ci, par suite, détermine soit un afflux artériel plus actif, soit un ralentissement veineux capillaire dont le résultat serait le même. Dès lors on comprend dans un point de la peau circonscrit à l'étendue occupée par quelques follicules l'existence confinée des bactéridies, et la production d'un milieu liquide où ces bactéridies puissent engendrer et se multiplier.

Quant à décider le fait le plus probable des deux, à savoir, de la suractivité artérielle ou de la stase veineuse, je penche vers cette dernière, pour les raisons suivantes : la circulation artérielle persévère, il est vrai, mais plutôt moins que plus active si j'en juge par les faits que j'ai observés, où la plasticité des liquides épanchés dans les plaies suffisait pour oblitérer le courant d'artères encore assez volumineuses, comme la coronaire labiale ou une autre branche égale de la faciale. D'un autre côté, les plaies que j'ai eu l'occasion de faire à travers les pustules ou dans le voisinage m'ont toujours donné très peu ou point de sang veineux. De plus, la tension des tissus résulte évidemment de la distension de toutes les lacunes cellulaires par des sérosités plastiques ; il y a par ce fait une pression excentrique universelle sur chaque filament et sur chaque lamelle des tissus malades, par conséquent une pression des veines ; enfin, si les veines restaient malgré tout perméables, il deviendrait impossible d'expliquer l'épanchement toujours progressif des sérosités au voisinage et même très loin de la pustule initiale. On peut joindre encore à toutes ces raisons l'altération par anhydrémie du sang du malade ; altération qui a sa cause dans les actes qui se passent localement, altération qui doit commencer là, qui se développe parallèlement à l'épanchement sous-cutané des sérosités et qui par conséquent doit se produire initialement dans les veines qui partent de la périphérie des tissus envahis par la pustule maligne.

Le développement extrême d'un accident nous donne la nature initiale de cet accident ; j'invoque ici des faits que nous étudierons plus complétement tout à l'heure, parce qu'ils démontrent, à mon avis, le caractère du même accident dès le début de la maladie qui nous occupe. Quant à l'existence certaine d'un trouble circulatoire local dès le premier moment du contage, j'ai donné plus haut les raisons qui ne peuvent permettre de la récuser, attendu qu'il faut un milieu liquide pour le développement et la multiplication des premières bactéridies inoculées.

J'espère qu'il ne viendra à l'esprit de personne l'idée de récuser l'acte de sensibilité que je déclare possible et capable d'exciter la circulation artérielle, sous ce prétexte que la conscience des malades n'est avertie d'aucune sensation au début de la pustule maligne. En effet, tous les actes organiniques des vasomoteurs se passent sans que nous en ayons conscience, bien que tous soient certainement soumis à la condition universelle des actes nerveux moteurs, c'est-à-dire à un acte de sensibilité préalable. Au surplus, cette objection ne peut atteindre la théorie que je propose, puisque je crois plutôt à une stase veineuse localisée et que je rapporte cette stase à une action de présence plastifiante sur les liquides placés au contact des lacunes où se développent les bactéridies, et plus tard à une compression des veines en tous sens, compression déterminée par l'épanchement des sérosités interstitielles.

Tout ceci va devenir de plus en plus clair, à mesure que nous éluciderons les différentes stations de la marche progressive de l'affection charbonneuse locale chez l'homme.

Avant de quitter ce premier point de l'inoculation contagieuse, il faut que nous recherchions, s'il est possible, à quelle cause nous devons de pouvoir subir la contagion des bactéridies du sang de rate des animaux.

Tout animal n'est pas sujet à permettre en lui le développement des affections charbonneuses. Dans l'ordre des prédispositions constitutionnelles aux affections charbonneuses, on pourrait ainsi classer les animaux : 1° les animaux qui vivent de végétaux exclusivement ; 2° les animaux qui ont une nourriture en partie végétale et en partie animale; 3° les animaux qui vivent exclusivement d'une nourriture animale; 4° les oiseaux qui naturellement vivent de graines et de nourriture animale.

Cette classification est celle qui m'est venue à l'esprit à la lecture des observations de Davaine; elle ne révèle peut-être pas indubitablement la cause unique et variable tout à la fois, qui permet d'expliquer les prédispositions charbonneuses. Pour ne pas sortir des faits, voici les résultats obtenus par cet habile et consciencieux expérimentateur : Les oiseaux ne peuvent être inoculés; après eux viennent les carnassiers sauvages, puis les carnassiers domestiques, puis les omnivores, enfin les herbivores et surtout les ruminants.

Ces différences ne peuvent tenir aux conditions locales de la peau ou de la distribution vasculaire propre à chacune de ces classes animales; elles me paraissent plutôt tenir à la nature même du sang et des liquides interstitiels chez ces différents animaux.

Non-seulement les globules du sang sont très-différents dans ces groupes divers, et l'on sait l'influence du charbon sur la constitution des globules sanguins chez les animaux charbonneux; mais le sérum lui-même est notoirement très-différent chez les oiseaux et chez l'homme, chez l'homme et chez le cheval.

Le ferment bactéridien ne peut détruire l'hémato-statique ni l'hémato-dynamique chez les oiseaux; il a beaucoup de peine à les détruire chez les carnassiers sauvages; il en a moins chez l'homme et les animaux domestiques même naturellement carnassiers; moins encore chez les solipèdes; il n'en a aucune chez les ruminants de nos étables.

Il semble donc que le ferment se résolve en fin de compte en une activité de présence capable d'imprimer aux lymphes interstitielles une altération de constitution et de faculté, et par celles-ci une altération de constitution et de faculté sur le sang. C'est pour cela que je cherche dans le mode particulier des organes préparateurs, la condition constitutionnelle de l'aptitude aux affections charbonneuses ; car le sang et la lymphe sont les produits des organes préparateurs de tout organisme animal.

Pour résumer la partie pathologique de ce premier article, nous dirons :

Le contage producteur de la pustule maligne se fait par les bactéridies vivantes et normales, originaires du charbon animal.

Ces bactéridies contagieuses pénètrent dans le derme lésé, ou, sans lésion préalable du derme, dans l'intérieur de quelques follicules cutanés.

Là elles agissent par leur présence à la façon d'un ferment, même à travers l'épithelium folliculeux, sur la lymphe interstitielle et sur le sang qui s'arrête dans les capillaires des parois.

Cette action de présence détermine dans ces lymphes et ce sang une transformation plasmatique accompagnée d'une exhalation que nous allons étudier tout à l'heure.

Je n'ai pas observé, chez l'homme, la pustule maligne succédant à une lésion préalable du derme ; j'ai fait un grand nombre d'expériences sur des lapins, et il résulte de ces faits en grand nombre que leur marche, aussi bien que leurs accidents initiaux, ne diffèrent aucunement des faits que j'ai d'abord élucidés. Quelquefois le corps muqueux du derme est seulement dénudé par l'enlèvement de l'épiderme ; d'autres fois il y a une section véritable des capillaires et des vaisseaux lymphatiques de la région. Eh bien, même dans ces cas, l'affection reste locale, la multiplication des bactéridies se confine au point très circonscrit du premier contact. C'est donc là une preuve que le ferment bactéridien se trouve enfermé par son fait même, c'est-à-dire par la plasticité que revêtent immédiatement non-seulement les liquides interstitiels, mais aussi la lymphe et le sang veineux dans leurs vaisseaux capillaires.

Ceci nous amène au cœur même de la question médicale relative à la contagion des bactéridies. Quelle est l'interprétation pathogénique et autothérapique des événements qui succèdent immédiatement au contact ?

Le contact de la bactéridie, le temps qu'on lui laisse pour pénétrer dans le derme ou dans les follicules cutanés, sa multiplication même, sont les faits radicalement générateurs de l'affection morbide.

La persévérance de la circulation artérielle, l'exhalation immédiate d'un liquide pouvant servir de milieu à la multiplication du ferment bactéridien, sont encore des faits pathogéniques ; mais ils sont encore en quelque sorte autothérapiques, car la cessation de la circulation artérielle serait la mort du tissu malade sans être la mort du ferment. Quant à l'infiltration plastique initiale, bien qu'elle résulte immédiatement de l'acte pathogénique du ferment bactéridien, elle est cependant autothérapique et protectrice contre la progression du contage; il en est de même de l'oblitération veineuse ou lymphatique qui empêche le transport des bactéridies dans le sang ou dans la lymphe.

L'indication rationnelle est claire : il s'agit ici, après les précautions prophylactiques, d'appliquer, s'il est possible, un agent destructeur de la vitalité du ferment ; un agent qui ne détruise pas lui-même les tissus vivants si la chose est possible ; un agent qui ne soit pas nuisible lui-même en cas d'absorption, soit pur, soit chargé des éléments morbigènes détruits par lui.

Nous retrouverons ces indications lors de la réduction des indications rationnelles aux véritables indications pratiques.

Note. — La bactéridie pénètre-t-elle par les follicules sébacés ? Si oui, la graisse est peut-être son milieu de prédilection. La nature de la graisse expliquerait peut-être les aptitudes diverses des animaux pour le charbon. L'absorption chylifère de la bactéridie serait peut-être possible à la faveur de la graisse.

Cela expliquerait très-bien : les fièvres charbonneuses foudroyantes ; la plus grande susceptibilité des animaux gras ; la propagation lymphatique du ferment dans les cas où la lymphe serait suffisamment chargée de graisse ; enfin la contagion par le lait, et l'altération si immédiate et si remarquable de ce liquide chez les animaux malades.

ARTICLE DEUXIÈME.

VÉSICULATION LOCALE ET ALTÉRATION DERMIQUE PRIMITIVE.

Nous avons dit que le premier effet apparent de la contagion bactéridienne est la production d'une vésico-pustule, ombiliquée ou non, contenant une sérosité chargée de bactéridies, plus ou moins limpide, mais jamais purulente, soulevant l'épiderme, déterminant peu ou point de douleur, se déchirant très-facilement et laissant voir une tache dermique brunâtre.

Lorsque cette vésico-pustule a été déchirée, son siége devient quelquefois le lieu d'une douleur cuisante mais circonscrite ; elle laisse suinter continuellement un peu de sérosité. Si l'on examine au microscope la tache dermique sous-pustuleuse, on la voit contenir sur ses bords un grand nombre de bactéridies. Même après que cette pustule a été rapidement enlevée et desséchée, si on dissout la gangue organique qui la constitue, au moyen d'une solution concentrée de potasse caustique, on trouve qu'elle est constituée par une très-grande agglomération de bactéridies vivantes et capables, par inoculation, de déterminer le charbon chez les animaux aptes à cette maladie.

Quand on examine une tranche de cette tache au moyen d'une section perpendiculaire du derme et du tissu cellulaire sous-jacent, on voit que cette tache est très-dure, qu'elle crie sous le scalpel, qu'elle est lenticulaire ou même qu'elle perfore le derme comme un cylindre, et que le tissu cellulaire sous-jacent est infiltré d'une sérosité dense et rougeâtre.

Au contraire, la sérosité ou le sang pris à une certaine distance ne contiennent pas de bactéridies ; la chose est prouvée par le microscope et par l'impuissance de communication charbonneuse des inoculations faites avec cette sérosité ou ce sang à des animaux naturellement et individuellement aptes à contracter la fermentation bactéridienne.

Nous trouvons dans ces nouveaux faits la confirmation du confinement réel des bactéridies dans le foyer d'inoculation primitif.

Pour se développer, les bactéridies excitent la production continue d'une petite quantité de sérosité ; les bactéridies, en se multipliant, se tassent et remplissent les moindres aréoles du derme.

Un pareil travail de sécrétion morbide continue demande un appareil pathologique fonctionnel qu'il s'agit de déterminer. Mais cette détermination est facile, car d'un côté nous savons la vascularité capillaire des follicules cutanés du derme, et d'autre part nous savons la persévérance de circulation artérielle au voisinage le plus prochain de la pustule initiale. De deux choses l'une, alors : ou bien les capillaires de la pustule s'oblitèrent par la plasticité de leur conteuu et par la compression concentrique de leurs parois ; ou bien ces capillaires restent perméables. Dans ce dernier cas, l'exhalation par exosmose et la dialyse du liquide exosmosé au contact du virus, s'expliquent de la façon la plus analogue aux fonctions sécrétoires saines et morbides ; dans le premier, l'exhalation reste encore possible ainsi que la même dialyse, mais ces deux fonctions sont moins actives, et la dialyse du sang artériel ne s'exécute plus seulement à travers les parois capillaires au contact du virus, mais au contact d'une première couche plasmatique interposée et à travers ce magma intermédiaire. Dans les deux cas, il n'y a là qu'une modification des fonctions normales constituant, si l'on veut, une sécrétion morbide spécifique entée sur les conditions organiques permanentes que nous avons déterminées.

Note. — J'emploie la dénomination de sérosités plastiques pour déterminer le caractère et l'épanchement périphérique de la pustule maligne ; mais il vaudrait mieux créer un mot pour rendre ce caractère particulier. Un vétérinaire de grand mérite, M. Verrier, je crois, a créé le mot zymotique ; ce mot, originaire de zymè ou de zymoô, rend parfaitement la pensée ; il est déjà français dans pain azyme ; il pourrait servir à l'ensemble des études sur les miasmes et les ferments, que j'appellerais zymétologie. Ce mot zymotique exprimerait, pour les sérosités dont je parle, que ces sérosités sont sur le passage du ferment achevé et de la sérosité saine, qu'elles ont subi par la présence d'un ferment une altération spéciale par suite de laquelle elles ne peuvent plus subir les passages dialytiques alternes et opposés à travers les membranes, et par conséquent être livrées à la circulation, tout cela sous l'influence d'un changement de constitution chimique ou biologique.

Je crois, pour ma part, que les choses se passent ainsi que je le suppose dans le premier cas.

Quand il n'existe encore que la vésico-pustule initiale, les segments capillaires immédiatement oblitérés sont très-peu importants; aussi, l'arrivée du sang artériel est-elle juste assez abondante pour fournir, d'une part, à la production des sérosités qui s'épanchent au dehors, et, d'autre part, à la production des sérosités plastiques qui infiltrent immédiatement la pustule ou le tissu cellulaire directement sous-jacent. Des capillaires artériels collatéraux permettent une facile dérivation; ainsi s'explique la lenteur des progrès du gonflement initial dans la plupart des pustules malignes; ainsi s'expliquera, d'autre part, la rapidité envahissante du gonflement lorsque l'infiltration zymotique aura pris plus d'extension.

La vésicule n'a aucun caractère pathogénique important;

elle est un résultat passif de l'arrêt de la circulation capillaire veineuse et de l'exhalation de la sérosité artérielle au contact des bactéridies. Le liquide qu'elle contient est sans valeur autre que celle d'une sérosité morbide capable d'entraîner quelques bactéridies, et probablement capable de servir à l'inoculation de la même maladie sur le même sujet ou sur tout autre. Elle est le signe extérieur du mal et peut-être, par la fonction morbide qui la produit, le moyen de procurer aux bactéridies le milieu qui leur est nécessaire pour se multiplier.

Aucune indication rationnelle ne ressort de l'étude de la vésicule et de la production de son contenu, si ce n'est d'empêcher le transport de ce contenu, de l'absorber en neutralisant sa virulence, et mieux encore d'en empêcher la production.

La tache dermique est constituée par trois éléments que nous connaissons : 1° le tissu même du derme encore capable de vivre, ainsi que j'ai été porté à le penser d'après les faits de Collignon, de Courty et même de Chopin ; souvent peut-être mortifié, ainsi que je l'ai vu évidemment chez Cornet, chez Leroy et chez Bastin ; 2° un produit d'exhalation plasmatique infiltré donnant à cette tache sa densité, expliquant l'arrêt de la circulation qui s'y produit, et par conséquent aussi son insensibilité même aux provocations traumatiques ; 3° les bactéridies qui paraissent comme infiltrées elles-mêmes dans toute son épaisseur.

Ici tout est pathogénique et radicalement morbide, et les corollaires thérapeutiques rationnels seraient de détruire la vitalité des bactéridies, d'en enlever même les résidus, de dissoudre et enlever les produits infiltrés, de réserver, s'il est possible, le tissu dermique engagé, afin de n'avoir pas de perte de substance.

ARTICLE TROISIÈME.

ARÉOLE VÉSICULEUSE CONCENTRIQUE.

Les observateurs qui ont examiné la pustule initiale, Davaine et Raimbert en particulier, ne disent pas avec précision si la pustule enlevée par Raimbert et examinée par Davaine comprenait bien toute l'aréole périphérique en même temps que la pustule centrale. Ces faits exigeaient donc de nouvelles observations d'ailleurs très-faciles. Ces observations, nous les avons faites sur le malade Bastin. Mon confrère Luton a constaté les bactéridies dans les lambeaux de l'escharre primitive comprenant l'aréole; il n'a plus trouvé de bactéridies dans les escharres secondaires placées à quelque distance de la pustule initiale.

Je crois donc que les bactéridies se propagent réellement au voisinage de la pustule centrale et qu'elles vont ainsi de proche en proche déterminer dans les parties circonvoisines les effets qu'elles ont déjà produits au point même de la première inoculation, mais cette propagation est restreinte à l'aréole.

Cette couronne erythémateuse plus colorée, surmontée de vésicules nombreuses, circulairement placées autour de la vésico-pustule initiale, aurait donc même mécanisme et même caractère que la vésicule isolée que nous avons tout d'abord étudiée.

Simple extension locale du mal primitif, les vésicules de l'aréole recommandent les mêmes précautions et déterminent les mêmes indications rationnelles.

Cependant, si l'on admet cette extension sans changement de nature, il n'en faudrait pas conclure que l'altération dermique soit dans l'aréole au même degré que tout à l'heure ; car si j'ai dû faire des réserves sur la perte de vitalité du tissu envahi par la pustule première, je dois à bien plus forte raison faire les mêmes réserves au sujet des tissus envahis par l'aréole érythémateuse, puisque j'ai toujours vu ces tissus reprendre leur vitalité quand je ne les avais pas détruits par la cautérisation. L'observation de Bastin prouve néanmoins qu'il y a tendance rapide à la mortification. Les débridements précoces sont indispensables.

ARTICLE QUATRIÈME.

ŒDÈME SOUS-PUSTULEUX ET ENVAHISSANT.

Rappelons-nous que cet œdème est constitué sous la pustule initiale par de la sérosité plastique colorée en rouge ; et que partout ailleurs cette sérosité est transparente ; rappelons-nous que le point de départ de l'œdème est le tissu cellulaire sous-jacent à la pustule initiale, qu'il est contemporain de la tache dermique, mais alors très circonscrit et lent dans sa production ; rappelons-nous qu'il devance dans ses progrès la formation de l'aréole érythémateuse périphérique, et que quand cette aréole est bien formée, il se développe avec une grande rapidité, au point d'occuper en deux jours tout un membre jusqu'à sa racine, et en un jour subséquent toute une section du tronc et même des parties profondes ; rappelons-nous qu'il parcourt le tissu cellulaire sous-cutané ou lamelleux placé dans les compartiments aponévrotiques en communication mutuelle ; rappelons-nous les caractères de sa rénitence, très élastique, même à des distances assez éloignées de la pustule, et pourtant de moins en moins élastique et tendu à mesure qu'on se rapproche de ses confins les plus éloignés ; rappelons-nous ses progrès par saccades séparées par des temps d'arrêt coïncidant aux intersections aponévrotiques ; rappelons-nous que la peau soulevée par cet œdéme ne paraît pas entrer dans un travail de vascularisation exagérée et qu'au contraire sa couleur reste pâle ; rappelons-nous que la sensibilité accusée par le malade est un sentiment de tension et de pression extrême ; rappelons-nous que les sérosités épanchées ne sont pas virulentes à la façon des bactéridies, mais à la façon de la diphthérie ; rappelons-nous enfin que ces sérosités peuvent se résorber presque sans danger et sans difficulté.

Tous ces faits connexes rappelés, il s'agit d'en comprendre la production, d'en juger le rôle pathologique, d'en estimer la valeur et l'importance et d'en déduire les indications rationnelles.

Evidemment la circulation sanguine ou lymphatique est la seule source possible de cet œdème séreux. Comment se produit-il ? C'est ce que nous allons rechercher à la lumière des données physiologiques de la circulation et en nous attachant à son point de départ qui nous est mieux connu déjà par le fait de nos études déjà terminées jusqu'ici.

La chose n'est pas douteuse, la tache dermique initiale est un segment devenu complétement imperméable à la circulation. Ce segment est un segment capillaire dont les racines vasculaires émergent du tissu cellulaire sous-jacent. Que se passe-t-il ici nécessairement ? Le voici : Le canal artériel qui fournit au segment capillaire oblitéré, continue à conduire son contingent jusqu'à l'oblitération ; là le courant artériel subit une tension locale plus grande, et sous l'influence de cette tension, le sang se porte vers des rameaux divergents qui contournent le segment oblitéré. La circulation se rétablit ainsi, mais l'exhalation exosmotique des parois capillaires des artérioles n'en est pas moins exagérée, et il en résulte une augmentation de sérosité interstitielle. Ce fait émanant des artères se confirme et se multiplie par le fait connexe qui émane de l'état des veinules oblitérées. En effet, les capillaires veineux engagés dans le segment imperméable de la pustule n'ayant plus de force impulsive pour entraîner leur contenu, n'exercent plus par la même raison leur fonction d'absorption périphérique. Il en résulte que les sérosités exhalées en excès par les artères ne peuvent être reprises par les veines et qu'alors elles séjournent dans les lacunes, isolées de la circulation de retour. Ainsi s'explique l'œdème initial jusque dans ses caractères particuliers de coloration; car la matière colorante du sang est exposée à passer à travers les parois vasculaires quand elle séjourne, et il est possible que le sang séjourne un peu dans les culs-de-sac capillaires au contact des parties oblitérées.

Telle est l'origine première de l'œdème et l'explication de son peu d'intensité initiale. Pour bien comprendre sa marche rapide et envahissante consécutive, il faut faire intervenir d'autres éléments morbides fournis par l'observation. L'élément morbide le plus important à invoquer ici est la transformation des sérosités épanchées au contact des parties envahies par le virus bactéridien.

Nous savons que la bactéridie est un ferment : non seulement elle se multiplie dans le milieu qui lui convient, mais elle transforme par sa présence le milieu où elle fournit son activité. Or, il n'est pas douteux que la transformation, déterminée sur les liquides vivants par l'influence du ferment bactéridien, consiste à les rendre plus plastiques, moins aptes aux échanges dialytiques intermembraneux, et, par suite, moins aptes à la circulation. Cette influence ne s'arrête pas là, elle diminue la sensibilité nerveuse et altère la constitution des globules sanguins. Enfin, comme conséquence subordonnée, elle comprime en tous sens les vaisseaux à circulation passive, et, supprimant ainsi la circulation, elle constitue un cercle vicieux, morbide, dont les effets désastreux se multiplient dans un rapport croissant.

Il faut admettre que la puissance de ferment qui appartient initialement à la bactéridie se communique néanmoins aux milieux en contact, en les rendant capables eux-mêmes sinon de reproduire le ferment, au moins d'en exercer les effets de plastification sur une masse de liquide vivant donnée, et dans un rayon périphérique déterminé. Ceci n'est vraiment pas une hypothèse, c'est la traduction des faits cliniques que j'ai rapportés plus haut. En effet, nous savons que les bactéridies sont confinées dans la pustule et que la pustule seule peut reproduire les bactéridies par inoculation. Nous savons que les sérosités voisines de la pustule ne donnent pas de bactéridies, mais qu'elles donnent une maladie à pseudo-membrane adhérente opposée à toute tendance à la suppuration ainsi que nous l'avons vu chez Coutin où l'inoculation de cette sérosité fit immédiatement disparaître une suppuration préexistante. Ceci est encore confirmé par la faible circulation veineuse constatée dans les œdèmes périphériques de la pustule maligne, par l'augmentation progressive de cet œdème, ce qui prouve la perte de la faculté absorbante des veines, enfin par cet état de tension en tous sens des lacunes cellulaires infiltrées, tension prouvée par la hernie du tissu cellulaire à travers les plaies, par la rénitence de l'œdème et par les sensations propres du malade : tous faits qui témoignent invinciblement d'une compression en tous sens des veines et des vaisseaux lymphatiques, et par conséquent de leur manque de circulation et de leur impossibilité d'exercer la faculté absorbante.

Rapprochez les faits suivants : une infiltration plasmatique, progressive, une tension de cette infiltration d'autant plus intense qu'on se rapproche de la pustule initiale, un progrès rapide et continu de cette infiltration depuis le premier moment de l'inoculation bactéridienne jusqu'à la disparition ou la destruction des bactéridies ; une inoculabilité spécifique de cette sérosité infiltrée, d'autant plus active qu'on l'inocule plus près du début de la pustule et qu'on l'emprunte plus près de cette pustule, et vous consentirez à voir avec moi que les parties chargées de bactéridies transforment les milieux interstitiels vivants, que cette transformation s'exerce par influence de proche en proche par l'action morbide des milieux préalablement altérés et que cette virulence d'emprunt acquise par les milieux soumis à l'influence du ferment consiste en une faculté acquise d'anosmosie et en une résistance à toute restitution dialytique intra-vasculaire.

Cet élément morbide bien défini explique maintenant tout ce qui concerne l'étude de l'œdème périphérique de la pustule maligne, ainsi que nous allons le voir.

Au sujet de cet œdème nous avons à reprendre chacun des faits rappelés au début de ce paragraphe pour les expliquer, et c'est ce que nous allons faire en peu de mots.

Nous avons assez expliqué tout à l'heure pourquoi et comment l'œdème sous-pustuleux est contemporain de la tache dermique, pourquoi et comment il est très-borné et tout d'abord lent à s'étendre, enfin, pourquoi et comment il est coloré d'une façon évidente. Nous avons vu que cette couleur tient au séjour stagnant des globules au fond des culs-de-sac capillaires, au voisinage de l'oblitération pustuleuse et à l'exosmose peut-être de la matière colorante. Nous avons vu que cet œdème sous-pustuleux est en rapport avec la petite quantité de capillaires oblitérés et avec la petite quantité de sang artériel amené au contact des premiers produits morbides. La métamorphose des liquides exhalés au contact de la pustule se mesure à la quantité de sang artériel amené au contact des premiers produits. Enfin, la tache dermique étant le signe et l'effet de l'oblitération capillaire, l'exhalation séreuse qui résulte de cette oblitération doit être contemporaine de cette oblitération même.

L'œdème généralisé est incolore dans toutes ses parties, parce que les globules, loin d'être abandonnés, se tassent de plus en plus dans les vaisseaux en se surchargeant de leur matière colorante. Nous devrons plus loin nous occuper de cette œuvre morbide en étudiant les symptômes généraux.

L'œdème sous-pustuleux devance la formation de l'aréole vésiculeuse, parce qu'il est contemporain de la pustule initiale et que cette aréole qui est manifestement contagieuse par inoculation résulte de la propagation des bactéridies par continuité à travers les cavités du derme. J'ai cru remarquer que l'aréole érythémateuse devancée par l'œdème sous-pustuleux se produisait seulement après que la vésico-pustule initiale avait été déchirée. Cette déchirure de l'épiderme et par conséquent le dépouillement du derme serait-il la condition de la pénétration des bactéridies dans la zône érythémateuse? Il y a lieu de le penser.

Lorsque l'œdème est seulement sous-pustuleux, la déchirure de l'épiderme est la meilleure condition d'une inoculation bactéridienne au voisinage, d'autant que le tissu cellulaire périphérique n'est pas encore tendu et pénétré par des produits plasmatiques capables d'empêcher la pénétration circonvoisine des bactéridies.

Sitôt, au contraire, que l'inoculation périphérique de la zône érythémateuse a lieu, cette inoculation multiplie l'oblitération capillaire, une grande quantité de vaisseaux artériels entrent en exhalation exagérée tout autour des points malades, le ferment bactéridien transforme et plastifie rapidement les produits exhalés ; devenus impropres à la résorption, ces produits s'accumulent de plus en plus, ils distendent en tous sens les cavités conjonctives et fibreuses dont les parois sont parcourues par les vaisseaux; les veines et les lymphatiques sont comprimés au fur et à mesure, et c'est ainsi que s'expliquent les progrès si rapides de l'œdématie, toujours en rapport avec la différence des vaisseaux artériels restés perméables, comparés au petit nombre de veines restées libres et en activité de résorption.

Chaque fois que l'œdème oblitérant vient comprimer une nouvelle section de veines, il augmente la différence entre l'apport artériel et la reprise veineuse, et ses progrès sont de plus en plus rapides.

La tension extrême de la peau et, par conséquent, la compression déterminée par sa ténacité même, doivent agir aussi sur les artères, si bien protégées qu'elles soient dans leur parcours. Dans le premier moment, toutes les artérioles sont allongées et distendues, ce qui facilite l'abord du sang ; mais plus tard la compression de l'épanchement a lieu, et c'est là ce qui explique pourquoi on observe un temps d'arrêt dans la marche envahissante de l'œdème, lorsqu'il rencontre des points où la peau, faisant corps avec les aponévroses profondes, arrête, dans une zône distincte, les produits accumulés. Ces temps d'arrêt sont très-évidents au poignet, au coude et dans les compartiments aponévrotiques de la face et du cou. C'est ce qui explique encore la propagation unilatérale de l'œdème.

L'action morbide des sérosités de l'œdème est composée de deux éléments : 1° un élément mécanique de distension ; 2° un élément zymotique d'asphyxie et d'anosmosie. Ces deux éléments se compliquent naturellement et peuvent déterminer des gangrènes humides très-rapides et très-étendues, ainsi que nous l'avons observé chez Bastin.

Enaux et Chaussier ont prétendu que la face était le siége le plus favorable pour la pustule maligne. Depuis, on a toujours volontiers trouvé dans les faits la confirmation de cette opinion. Il me semble pourtant que ce point mérite quelques restrictions.

Si l'on abandonnait la pustule maligne à elle-même, assurément les progrès de l'œdème seraient bien plus rapides aux membres qu'à la face ; si l'on jugeait l'intensité du mal par la plus ou moins grande étendue de l'œdème accomplie en un temps donné, je crois encore que les membres auraient le désavantage ; si enfin, avec la plupart des auteurs, on ne jugeait la pustule maligne éteinte qu'au moment de l'arrêt de l'œdème dans ses bornes, on se croirait plutôt maître de la pustule maligne siégeant à la face que de celle qui siége aux membres. Mais chacun de ces points de vue est incomplet et partiel. Il y a d'autres points de vue bien plus importants qui m'obligent à renverser l'opinion d'Enaux et Chaussier.

Et d'abord, assurément la rapidité de l'œdématie, et son étendue en un temps donné, mais dans le même siége, sont un signe de gravité proportionnelle des diverses pustules malignes ; mais ce n'est pas en ce que les sérosités épanchées aggravent par elles-mêmes la maladie, puisque nous savons qu'elles sont bénignement virulentes et faciles à résorber ; c'est en ce que l'oblitération vasculaire pustuleuse et périphérique est plus étendue et s'est plus rapidement produite sous l'influence du ferment bactéridien confiné.

Quand la pustule maligne siége aux membres, bien vite les vaisseaux absorbants s'oblitèrent ; mais ceci est un bien plutôt qu'un mal, car la non-absorption, c'est la localisation du mal, c'est son confinement, c'est la protection de l'économie entière.

Si au contraire vous observez la pustule maligne à la face ; à chaque point de la peau plus dense ici que partout aux membres, vous trouvez des muscles et des tractus fibreux qui l'attachent aux parties profondes : point d'aponévroses continues et protectrices ; vous n'avez pour sauver le malade de l'infection du sang par les bactéridies que la métamorphose zymotique déterminée par la pustule elle-même. Sans doute l'œdème marche moins vite, parce que les sections vasculaires, quoique plus nombreuses, sont plus séparées ; sans doute les temps d'arrêt si rares aux membres se rencontrent ici à chaque pas ; mais l'énergie métamorphique de la pustule n'est pas moindre ; l'énergie métamorphique empruntée par les premiers produits morbides n'est pas moindre non plus ; cette énergie qui pourra, je suppose, métamorphoser un litre de sérosités, ne perdra rien par son siége, et alors, loin de la pustule initiale, la propriété de plastification des sérosités sera encore très-grande. Et d'ailleurs la face est en communication avec la bouche et le pharynx, avec le cou et la poitrine, avec l'orbite, et par celui-ci avec l'encéphale, enfin avec l'oreille et le cuir chevelu. La propagation de l'œdème en ces différents siéges n'est plus un accident sans importance, il devient la cause de désordres fonctionnels très-graves et capables d'amener directement la mort quand même les sérosités n'auraient rien de spécifiquement morbide. Dans le traitement d'ailleurs, on prend souvent à la face comme preuve de succès, ce qui n'est qu'un effet de la constitution anatomique des parties, puis après des alternatives de faux espoir, on revient aux mêmes cruautés inutiles. Que d'exemples pareils dans les meilleurs ouvrages!

Que serait-ce ensuite si j'allais jusqu'à l'examen des suites possibles du traitement!

Avec tout le monde, je considère le cou comme le plus malheureux siége que puisse prendre la pustule maligne. Et pourquoi? La chose saute aux yeux, c'est qu'il réunit les désavantages que nous avons observés séparément dans les autres siéges : grande facilité de propagation ; pénétration facile dans les cavités de la poitrine ; compression des vaisseaux et des autres conduits du cou non-seulement par l'élasticité de la peau, mais par l'action du peaussier qui la double ; danger tout particulier des moyens de traitement.

Nous devons maintenant, si je ne me trompe, être en état d'interpréter la valeur autothérapique et pathogénique de chacun des phénomènes qui se rencontrent dans la période d'œdématie de la pustule maligne. En même temps que la plastification périphérique de la pustule est un acte morbide, c'est aussi un acte de salut ; en même temps que l'œdème est un mal et la source possible d'accidents mortels, c'est encore un moyen protecteur contre la généralisation du mal. L'œdème ne devient source directe d'indications thérapeutiques rationnelles qu'à deux points de vue : au point de vue de son énergie métamorphique et au point de vue de son action mécanique, et chacun de ces points de vue prend une valeur différente selon la constitution anatomique du siége où il se produit.

A ne considérer que l'œdème, séparément des accidents qui le précèdent ou l'accompagnent, il n'indique que les deux actions thérapeutiques suivantes : diminuer sa puissance métamorphique ou même l'annuler, diminuer son volume, sa densité et sa propagation.

Il appartient à tout praticien d'appliquer ces données générales à chaque fait particulier.

ARTICLE CINQUIÈME.

FIÈVRE ET ACCIDENTS GÉNÉRAUX.

Sitôt que l'aréole vésiculeuse et l'œdème périphérique se sont développés à un certain degré, et quelquefois même plus tôt encore, le malade est pris d'accidents qui ont été appelés généraux par la tradition. Ces accidents émanent de tous les grands appareils fonctionnels. Le système nerveux manifeste sa souffrance par un sentiment de faiblesse musculaire et de vague inquiétude; il entre dans l'état connu sous le nom d'adynamie. Localement déjà, le système nerveux s'était montré notablement anesthésié pour les impressions externes et même pour les impressions internes. Malgré les désordres locaux (nous devrions sans doute dire : à cause des désordres locaux), il y a peu ou point de douleur. C'est là un fait bien différent des affections nécrosiques rapides ou des affections phlegmoneuses à caractère inflammatoire. Anesthésie de la sensibilité sous toutes ses formes dans la zône des accidents locaux, adynamie générale, voilà les symptômes nerveux observés dans la pustule maligne. Si nous devons naturellement rapporter aux désordres locaux l'anesthésie locale, nous ne pouvons pas rapporter les désordres généraux à l'impression émanant de l'état local et se communiquant sympathiquement à l'appareil nerveux central. Cette explication par sympathie directement nerveuse est d'autant moins admissible qu'il y a anesthésie des cellules périphériques et peut-être des filets de transmission centripète. Nous sommes donc naturellement amenés à rechercher la cause anatomique et fonctionnelle de l'état adynamique général dans un autre élément morbide que l'impression nerveuse locale. Nous verrons tout-à-l'heure quelle est cette cause véritable.

L'appareil pulmonaire révèle à l'observation certains troubles particuliers ; il y a de l'anhélation, une vague oppression au moins, et quelquefois une dyspnée anhématosique que n'explique aucun accident de compression localisée.

L'appareil digestif est lui-même en souffrance ; il y a une soif extrême, des nausées et souvent même des vomissements, du ballonnement abdominal et souvent aussi de la diarrhée ou des coliques douloureuses.

L'enveloppe cutanée est ordinairement sèche et brûlante ou couverte de sueurs qui se refroidissent facilement.

Enfin l'appareil circulatoire concentre à lui seul la démonstration sympathique déjà fournie par tous les autres grands appareils. Le pouls est fréquent, presque toujours faible et mou, quelquefois misérable. La tonicité vasculaire, qui lutte harmoniquement contre les influences de la pesanteur sur les colonnes de liquides circulants, a perdu sa puissance ou au moins sa faculté de coordination : le malade ne peut faire de mouvements sans éprouver de vertiges ; s'il se lève, il est pris de syncope réelle ou au moins menaçante.

Ces éléments pathologiques sont tous simultanés ; ils se

développent parallèlement; ils sont tous également progressifs. La cause qui les commande est commune à chacun; elle est progressive elle-même, elle doit offrir avec eux les coïncidences de moment, de début, de développement progressif. Cette cause enfin doit appartenir à quelque système intermédiaire établissant la solidarité de vie et de souffrance entre les appareils les plus éloignés.

Cette conséquence, purement dialectique, et par là même évidente, ne pourrait être récusée que si l'on pouvait établir en série subordonnée très-rapide les différents éléments morbides généraux que nous venons d'énumérer avec leurs caractères. La grande rapidité de succession pathogénique sérielle expliquerait une erreur dans les prémisses portant sur la constatation de simultanéité. Mais cette subordination physiologique est impossible. Essayez de commencer la série que vous supposez par l'un quelconque des éléments morbides généraux indiqués, et je vous défie de trouver en aucun l'efficacité physiologique suffisante pour expliquer les autres. En tous cas, il vous faudra toujours rattacher chacun de ces éléments par des intermédiaires; leur virtualité sera donc insuffisante.

D'ailleurs, ces symptômes généraux sont certainement subséquents aux éléments morbides locaux, et quand même on parviendrait à établir en série pathogénique subordonnée les éléments morbides généraux en question, il faudrait les rattacher à la cause locale, et ici se rencontrerait une difficulté invincible.

La chose me semble assez évidente pour que je ne me croie pas obligé de m'étendre à en donner la preuve.

Au surplus, si j'ai tenu à montrer quelles explications sont impossibles, je tiens autant à démontrer quelle est l'explication non seulement satisfaisante mais réelle de tous ces faits.

Deux appareils fonctionnels universels et par conséquent communs à l'état local et aux appareils disséminés en souffrance peuvent servir de cause commune à tout l'ensemble symptomatique qui constitue non seulement la lésion charbonneuse localisée, mais encore la maladie charbonneuse elle-même. Ces deux appareils sont le système nerveux dans sa contexture générale et le sang. Nous avons déjà vu le peu de probabilité que présente la lésion nerveuse locale à se montrer capable de susciter un désordre nerveux universel dont l'ensemble si durable, si disséminé, si varié des accidents généraux serait l'effet immédiat. D'ailleurs les autopsies ne démontrent aucune lésion de texture des éléments nerveux. Le système nerveux ne peut donc être la cause satisfaisante et réelle que nous cherchons.

Par exclusion nous arriverions à établir que le sang seul contient la cause de tous les événements dont nous recherchons la Pathogénie ; mais cette forme de dialectique, acceptable dans la discussion d'une formule algébrique assurément complète, ne peut suffire dans une discussion portant sur un objet aussi concret et complexe que l'organisme humain en action pathologique. Il nous faut prouver qu'il existe réellement une lésion du sang, contemporaine des premiers accidents locaux, progressive avec eux, et que cette lésion jouit d'une efficacité évidente pour produire non seulement les éléments pathologiques de la maladie, mais les lésions persévérantes constatées par l'autopsie.

Les faits qui me sont personnels sont insuffisants pour établir ma thèse, j'emprunterai à des sources sérieuses et authentiques les faits dont je vais invoquer l'appui, et heureusement, la science est riche aujourd'hui sur ce point, grâce aux travaux de Rayer, de l'association médicale d'Eure-et-Loir, de Branell, de Raimbert et surtout de Davaine.

Quand un malade a succombé après la fièvre infectieuse déterminée par la pustule maligne, si l'on examine son sang, on le trouve altéré d'une façon très-complexe. Ce sang est plus noir, plus visqueux quoique fluide ; il contient très-peu de fibrine et une plus grande quantité proportionnelle de matière colorante. Il s'extravase très-facilement et s'échappe même au dehors à travers les muqueuses. Il se putréfie très-rapidement. Enfin et surtout il contient une énorme quantité de bactéridies ; les globules sont glutineux, s'amassent en îlots dans le champ du microscope, et le serum qui sépare ces îlots contient les bactéridies.

Cette lésion évidente du sang explique bien tous les autres détails des autopsies. Quelles sont, en effet, les autres lésions que l'on observe ? Les voici, d'après Raimbert :

« *Habitude extérieure.* — Les parties les plus déclives.... prennent une couleur violâtre. Des gaz se développent dans la cavité péritonéale, les intestins et les vaisseaux ; la peau devient le siége de bandes étroites, d'un rouge violâtre, qui indiquent le trajet des veines sous-cutanées. Ces vaisseaux laissent transsuder du sang à la surface des muqueuses, de sorte qu'il s'échappe souvent par la bouche et les narines. »

« *Appareil circulatoire.* » — Cette appellation est fausse, car nous allons voir, dans les détails, qu'il n'y a aucune lésion des appareils vasculaires, mais seulement une altération du sang. « Tous les vaisseaux sont gorgés d'un sang noir, épais et fluide, » dit Raimbert, et il ajoute presque aussitôt : « Nous n'avons pas remarqué que les gros vaisseaux qui partent du cœur en fussent imbibés au point de conserver une coloration rouge-violâtre, qui résiste au lavage ; nous avons fait la remarque contraire. » N'est-ce pas là une preuve de l'état sain des vaisseaux et de la lésion du sang seulement ? Il dit encore : « Les cavités gauches du cœur sont vides ou ne contiennent qu'une petite quantité de sang noir, non coagulé ; dans les cavités droites, on en rencontre un peu plus. » Preuve nouvelle de normalité des puissances impultrices.

« *Appareil respiratoire.* — La cavité des plèvres contient une quantité variable de sérosité plus ou moins colorée par le sang. Quand le gonflement œdémateux a envahi la poitrine, le médiastin antérieur est infiltré de sérosité.

» Les poumons sont fortement congestionnés, principalement à leur partie postérieure. Le tissu en est souple, mais d'un rouge noirâtre ; cette coloration dépend de la distension de leurs vaisseaux par le sang noir qui engorge tout le système vasculaire. Les bronches contiennent, dans quelques cas, un peu de liquide écumeux et parfois sanguinolent. »

Je ne vois ici encore que des preuves d'altération du sang, mais aucune altération solide des parenchymes.

« *Appareil digestif.* » — J'analyse. Liquide variable d'aspect et de quantité dans la cavité du péritoine. Gaz fétides dans le même lieu. Turgescence sanguine des vaisseaux de l'épiploon et du mésentère. Gaz et sérosité gélatiniforme infiltrés entre les mêmes feuillets séreux. Teinte rosée-violâtre des parties déclives de tout le tube digestif. Teinte très-foncée, et par places dans l'estomac et les intestins. Cette teinte est due à de petites tumeurs noires hémorrhagiques qui dépendent d'une infiltration sanguine dans l'épaisseur de la muqueuse et dans le tissu cellulaire sous-jacent. Ces petites tumeurs sont quelquefois ulcérées ou gangrénées à leur sommet. Le gros intestin en présente plus rarement.

« La rate subit toujours une augmentation de volume et un ramollissement qui sont parfois considérables. » Sa couleur varie du rouge-lie-de-vin au rouge-noir.

« Le foie, et dans certains cas les reins, comme tous les organes, sont le siége d'une congestion notable. »

« *Appareil nerveux.* — Les centres nerveux, leurs vaisseaux, leurs sinus, sont gorgés de sang ; la substance cérébrale est piquetée. »

« *Appareil musculaire.* — Les muscles sont d'un brun pâle et dans certains points violâtres ; leur consistance est diminuée. »

Je demande si tous ces faits ne sont pas la claire démonstration d'une altération du sang exclusive et universelle. Une pareille altération ne peut alimenter régulièrement la nutrition ou les transformations catalytiques des fonctions des éléments anatomiques. Elle augmente l'adhérence du sang aux tissus ; elle embarrasse la circulation par l'agglutination des globules. Elle dépolarise les globules et leur enlève ainsi leur individualité ; elle anesthésie et adynamise le système nerveux quand même elle n'aurait pas le temps d'en altérer la texture ; elle adynamise le système musculaire et finit même par décider le ramollissement de ses fibres ; elle embarrasse la circulation pulmonaire ou même la supprime, comme dans le choléra par la stase porte-hépatique, et empêche très probablement les échanges osmotiques de l'hématose. On conçoit à merveille qu'elle détermine et mesure dans leurs progrès tous les symptômes généraux constatés pendant la vie.

Cependant, les lésions définitives du sang constatées après la mort ne sont pas une preuve qu'elles existent, je ne dirai pas au même degré, mais de même nature pendant la vie. L'analogie si précise des résultats nécropsiques fournis par les animaux et par l'homme après la mort, par l'affection bactéridienne inoculée, nous permet d'invoquer ici les résultats obtenus par Davaine dans ses expériences et que nous avons pleinement confirmés dans les nôtres. Or, Davaine a bien des fois constaté que l'animal charbonneux qui va mourir dans peu d'heures avec l'altération spécifique du sang, ne contient pas de bactéridies dans le sang avant les dernières heures de la vie. Le sang pris alors chez cet animal pourtant charbonneux, puisqu'il va mourir tout à l'heure de cette affection, ne peut inoculer à un autre animal les bactéridies qui ne sont pas encore développées. Et Davaine a su prendre, avec sa sagacité ordinaire, toutes les précautions nécessaires pour ne se pas tromper. Il s'est assuré que l'animal ainsi inoculé sans danger était individuellement apte à contracter le charbon en lui inoculant plus tard des bactéridies actives et développées qui l'ont fait mourir comme tout autre de son espèce. Nous avons reproduit ces expériences avec le même résultat.

Les lésions mortelles du sang chez l'homme qui succombe à la pustule maligne après infection, et en particulier la présence des bactéridies dans ce liquide, ne peuvent pas établir que ce sont ces lésions là elles-mêmes qui expliquent les symptômes pendant la durée de la maladie.

Davaine pense que, chez les animaux qu'il a inoculés, le sang contient en germe les bactéridies, qui se développent seulement dans les dernières heures de la vie. Devons-nous croire que, chez l'homme atteint de pustule maligne, le sang contient aussi les germes des bactéridies, et que c'est la présence de ces germes qui détermine l'ensemble des phénomènes généraux de l'affection charbonneuse ?

Bien que je considère l'opinion de Davaine comme celle d'un esprit aussi sage qu'éclairé, par conséquent digne d'une très-grande autorité scientifique, je veux pourtant me permettre de faire quelques observations à l'encontre de cette opinion, en tant qu'on voudrait surtout l'appliquer à l'homme.

En premier lieu, chez les animaux aptes, le développement des bactéridies paraît être fatalement préparé par la germination antécédente ; et cette germination elle-même fatalement liée à l'inoculation locale de bactéridies vivantes. Chez l'homme, l'inoculation virulente ne produit pas nécessairement la germination, ou bien cette germination ne serait pas toujours fatalement suivie du développement des bactéridies dans le sang, puisque l'on peut souvent arrêter les progrès de l'affection charbonneuse locale, soit quand elle est confinée à la pustule initiale, soit même quand se sont déjà développés des accidents généraux d'un gravité extrême.

En second lieu, Davaine a vu que ses animaux inoculés ne paraissent pas souffrir jusqu'au moment où commencent à apparaître les bactéridies dans leur sang ; chez l'homme, au contraire, tous les accidents généraux existent de bonne heure et assurément bien avant que les bactéridies n'existent dans son sang, comme nous l'avons nettement constaté chez Bastin. Pourquoi la germination supposée par Davaine serait-elle si peu morbide chez les animaux et si morbide chez l'homme, quand surtout l'affection définitive doit revêtir une si grande rapidité mortelle chez les premiers ?

Où est la preuve de l'existence des germes antérieurs aux bactéridies dans le sang des animaux ? Davaine n'en fournit aucune. Contrairement à ses habitudes de sévérité inattaquable, il me semble que cet habile expérimentateur n'a fait là qu'une hypothèse discutable encore, puisque la réalité du fait n'est pas établie, ni par l'observation seule, ni par l'expérimentation.

Quand on s'attaque aux dires d'un homme de la valeur de Davaine, il faut être sûr de son fait, ainsi qu'il l'a bien montré à MM. Jaillard et Leplat. Une citation que j'emprunte aux comptes-rendus de l'académie des sciences, 1863, va prouver au lecteur que je n'invente pas l'enseignement par Davaine de la préexistence dans le sang du germe des bactéridies.

« L'expérience ayant montré que l'apparition des bactéridies dans le sang précède celle des phénomènes morbides, il est naturel de rattacher l'existence de ces phénomènes à celle des bactéridies ; lesquelles, jouissant d'une vie propre, s'engendrent et se propagent à la manière des êtres doués de vie. Tant que le sang ne les contient qu'en germe, tant que leur développement ne s'est pas effectué, les phénomènes morbides ne se produisent point non plus. »

En prenant copie de ce passage, je m'aperçois que Davaine parle du germe et non des germes des bactéridies ; n'y a-t-il là qu'une affaire de rédaction, ou bien Davaine a-t-il voulu réellement laisser dans le vague du terme singulier ce que le terme au pluriel aurait eu de tranché et de systématique ? Je ne sais. Quoi qu'il en soit, je ferai observer que l'application immédiate à l'homme des données fournies par Davaine, en étudiant les animaux, ne peut se faire sans restriction ; car, évidemment, la germination chez l'homme s'accompagnerait d'accidents morbides bien antérieurs à l'apparition des bactéridies dans son sang.

D'autre part, si Davaine a voulu parler du germe des bactéridies en manière de style, pour indiquer un état vague et inconnu du sang qui va permettre leur développement, son enseignement perd ici toute précision et par conséquent toute valeur.

Enfin, si, au contraire, il a employé le mot germe pour exprimer les véritables séminules possibles des bactéridies, son enseignement laisse à désirer une démonstration de l'existence de ces prétendus séminules qui peuvent avorter tous, comme chez l'homme qui se guérit, ou qui n'exercent aucune influence dynamique sur l'animal, comme cela semble établi par la nullité chez lui des symptômes morbides antérieurement à la présence des bactéridies développées.

A la place de l'hypothèse de Davaine, qui me semble en tous cas inapplicable à l'homme atteint de pustule maligne, voici comment je pense que les choses se passent, et c'est ici que nous allons trouver une série pathogénique régulière expliquant tous les phénomènes de la vie et rattachant par un lien véritable de causalité efficace : 1° les lésions locales du début ; 2° une lésion du sang intermédiaire et permettant toujours la vie et même la guérison ; 3° enfin l'altération mortelle et définitive par l'infection bactéridienne.

L'effet altérant très-évident de la pustule maligne est, comme nous l'avons vu, une précipitation zymotique du sérum du sang dans les aréoles du tissu cellulaire et de tout tissu conjonctif placé dans sa zône d'influence directe ou médiate. Nous avons vu que cette précipitation de l'albumine et de la fibrine entraîne l'isolement d'une grande quantité de sérosités qui ne peuvent plus rentrer dans la circulation, soit par le fait d'un acte endosmotique prédominant, exercé par ces produits plastiques accumulés, soit par le fait de l'oblitération des veines par compression et par conséquent par la suppression du courant absorbant.

Je n'embarrasse pas la discussion par aucune considération donnée au rôle des lymphatiques, attendu que l'oblitération des lymphatiques est encore beaucoup plus rapide que celle des veines, ou que ces vaisseaux s'oblitèrent immédiatement dans les ganglions superposés quand, par une cause quelconque, la sérosité métamorphique a pu pénétrer jusqu'à ces renflements.

Cette perte des sérosités dans des lacunes très-étendues, soustraites à la résorption, enlève au sang de l'eau et des sels, et altère déjà le sang dans sa quantité et dans sa fluidité. D'autre part, l'enlèvement rapide d'une si grande quantité de matières protéiques altère bien autrement la crase régulière du sang. On sait que les conditions hémato-statiques des globules exigent une certaine densité colloïde du sérum, et que, quand la densité colloïde diminue, les globules s'altèrent, deviennent visqueux, ne peuvent plus maintenir en eux-mêmes leur matière colorante, et ne peuvent plus, ni circuler aussi librement dans les vaisseaux, dans un état de suspension régulière, à distance des parois vasculaires, ni exécuter dans le poumon, ou dans l'intimité des tissus, leurs échanges opposés et alternes d'acide carbonique et d'oxigène.

Une pareille lésion, progressive dans sa marche, universelle dans ses effets, variable dans ses manifestations, selon que ces manifestations sont fournies par les appareils différents, identique néanmoins dans sa nature depuis le premier moment jusqu'à l'entrée définitive des bactéridies dans la circulation générale ; une pareille lésion, constatée par l'examen direct du sang, par les détails constatés de la circulation locale ou générale pendant la vie, et par tout l'ensemble des observations nécropsiques après la mort ; une telle lésion répond à toutes les données du problème. Elle explique les faits ordinaires et jusqu'aux faits exceptionnels.

En effet, cette lésion explique l'exosmose facile des gaz dissous ou spontanément produits du sang dans les cavités intestinales ou autres. Elle explique la congestion universelle et la viscosité du sang, et la précipitation de la matière colorante et la coloration noire, et la transsudation facile et les hémorrhagies, et l'adynamie et l'anhélation, et la syncope et l'anhématosie, et l'odeur désagréable du malade et la sécheresse âcre de son enveloppe cutanée, et la rapidité avec la faiblesse du pouls et la somnolence continue.

Cette lésion, conforme même aux données expérimentales de Davaine, qui ne trouve les bactéridies dans le sang qu'aux approches de la mort, explique la maladie chez l'homme et la guérison possible, et jusqu'aux accidents septiques qui peuvent l'entraver après que toute fermentation bactéridienne a complétement cessé.

La lésion, non pas hypothétique, mais réelle et sérieusement constatée, que j'invoque ici, suffit donc pour expliquer du même coup l'état localisé de la pustule maligne et les symptômes généraux du développement complet de l'affection charbonneuse. Je n'ai plus qu'à montrer comment elle peut se relier à son tour avec la généralisation des bactéridies dans le sang, généralisation constatée au moins dans un certain nombre de cas. Je n'ai pas à m'arrêter sur les faits particuliers et extraordinaires, c'est ce que je ferai dans l'article suivant.

Pour expliquer la généralisation des bactéridies dans le sang aux approches de la mort, il suffit qu'on admette avec moi que les bactéridies localement développées peuvent enfin pénétrer dans les veines et circuler avec le sang, précisément parce que ce liquide a perdu au bout d'un certain temps l'élément plastique qui confinait d'abord la bactéridie dans un réseau directement formé par elle-même. La défibrination du sang pendant la période de lutte organique des phénomènes généraux serait la condition même du passage des bactéridies dans le sang et de leur multiplication immédiate. Notez que l'oblitération des veines n'est plus ici un obstacle ; il y a de la sérosité partout en ce moment par suite même de la défibrination du sang ; les bactéridies trouvent donc un milieu favorable pour pénétrer et progresser, d'autant que par les progrès du mal local, ou par le traitement suivi, la peau a presque toujours alors perdu sa ténacité, et par conséquent sa faculté de compression énergique de tous les vaisseaux sous-jacents. D'ailleurs, en cet état de circulation artérielle si affaiblie, il est possible d'admettre la diffusion des bactéridies en contre-courant dans les artères jusqu'à quelque passage d'inosculation communiquant librement avec la circulation générale.

Sur ce point particulier de la pénétration définitive des bactéridies dans le sang, je suppose qu'elles ont pu enfin pénétrer sans obstacle dans les veines, par un peu de relâchement dans leurs parois, ou par la coexistence d'une certaine quantité de sérosité, dans leur cavité ; ou bien, je suppose qu'ayant pu pénétrer la cavité des artères, les bactéridies, à la faveur de l'affaiblissement du courant et de la défibrination du sang, ont pu se diffuser et enfin être jetées dans la circulation générale pour s'y multiplier.

Cette hypothèse, qui s'accorde avec tous les faits de la lésion locale et de la maladie généralisée, s'accorde aussi avec ce fait, si bien constaté par Davaine et par nous, que même chez des animaux auxquels on a inoculé les bactéridies, non pas seulement en les déposant dans le tissu cellulaire ou à la surface d'une membrane épithéliale, mais en faisant préalablement une section assez étendue de la peau, et par conséquent au contact même de veines et d'artérioles béantes ; chez ces animaux, dis-je, Davaine et nous n'avons pu trouver des bactéridies dans leur sang que dans les dernières heures de la vie.

Je préfère cette hypothèse, qui explique naturellement, par les faits antécédents, l'altération progressive du sang, qui caractérise le cours de la maladie charbonneuse, à l'hypothèse de Davaine, qui croit à la préexistence de germes dans le sang avant l'éclosion définitive des bactéridies. Je la préfère d'autant plus que, d'après Davaine même, les bactéridies sont plutôt des conferves que des vibrioniens animaux.

Cette discussion rapide, quoique déjà longue, nous permet d'interpréter régulièrement la valeur des symptômes généraux de la pustule maligne. Tous sont radicalement morbides, il n'en est aucun qui prenne le caractère d'un effort éliminateur naturel. Et cela se comprend : le contact intime du sang altéré trouble l'action nutritive et fonctionnelle de chacun des éléments anatomiques de l'organisme ; il anesthésie et adynamise tout le système nerveux et tous les organes contractiles, aussi bien les muscles de la vie organique que les muscles de la vie de relation ; il augmente l'adhérence du sang aux parois des vaisseaux ; il exagère l'exosmose et diminue d'autant l'endosmose vasculaire (V. *Choléra*, 3me partie. Absorption) ; il oblitère des sections capillaires très-multipliées et détermine des hémorrhagies interstitielles, ainsi que l'autopsie en démontre dans les intestins et dans le centre nerveux.

Heureusement, cette altération du sang n'est pas immédiate, ni instantanée ; tout au contraire, elle est assez lente et progressive ; de plus, la source de cette altération n'est pas dans le sang lui-même, mais dans une section organique confinée, avec laquelle le sang n'entre en conflit que petit à petit et par ondées successives, c'est-à-dire la pustule et la section œdémateuse.

Les indications rationnelles sont claires : il s'agit d'annuler la source locale infectieuse et altérante ; il s'agit d'administrer, s'il en existe, des médicaments capables de maintenir la crase sanguine, d'exciter les organes dont la fonction produit la fibrine, de stimuler le fonctionnement du systéme nerveux, de remplacer dans le sang la fibrine absente par un moyen qui rétablisse l'hémato-statique, c'est-à-dire qui isole les globules, leur rende leur forme individuelle, et avec cette forme individuelle, ce qui est le principal caractère de l'hémato-dynamique, à savoir : la faculté d'absorption et d'exhalation exercée par les globules sur l'oxigène.

Toutes ces indications rationnelles ne sont pas aussi faciles à remplir qu'elles sont faciles à déterminer. Nous verrons plus tard que les moyens préventifs sont les plus simples, et que, passé cela, nous sommes réduits à faire peu de chose d'efficace.

Cette démonstration renverse l'opinion traditionnelle qui considère les phénomènes généraux de l'affection charbonneuse comme des symptômes indiquant la pénétration dans le sang de l'élément spécifique de la maladie. Pour nous, ce sont des symptômes communs à d'autres maladies, s'expliquant par la pathogénie commune, et par conséquent curables, loin qu'ils soient la démonstration de la présence des bactéridies dans le torrent circulatoire, présence qui est fatalement mortelle à bref délai.

ARTICLE SIXIÈME.

FAITS EXCEPTIONNELS.

L'art médical est bien le plus difficile de ceux auxquels peut se livrer l'activité humaine ! Et cela se comprend, l'organisme est une république infinie d'activités individuelles qui gardent chacune leur mesure particulière dans l'union hiérarchique des fonctions de plus en plus embrassantes et complexes. La cellule conjonctive qui appartient à la trame pulmonaire ne perd pas son individualité indépendante, parce qu'elle fait partie d'une lamelle qui l'entraîne dans sa fonction unitaire ; la membrane qui tapisse et borne l'alvéole pulmonaire ne perd pas sa faculté individuelle de dialyse liquide ou gazeuse parce qu'elle appartient comme partie enchaînée aux éléments alvéolaires qui constituent un lobule pulmonaire unitairement actif. Chaque disposition anatomique distincte jouit d'une force individuelle qui peut bien se fondre dans une fonction unitaire supérieure, mais qui ne peut néanmoins disparaître dans cette autre fonction qui l'englobe dans son unité. Il en résulte que le physiologiste, et surtout le pathologiste, étudient le sujet le plus complexe qui puisse exercer la sagacité humaine, et que les faits réels, bien que de même nature étiologique, subissent les variations les plus inattendues dans la durée de leur évolution complète.

La pustule maligne va nous montrer ces difficultés presque au même degré que le choléra. On conçoit le découragement et enfin le scepticisme des praticiens dont la science est insuffisante, ou dont la pénétration s'est émoussée à travers les difficultés d'une méthode fausse et de procédés illogiques ou incomplets.

La pustule maligne présente quelques variations remarquables dont les principales sont originaires, ou du mode d'inoculation, ou de l'état de santé préalable, ou du siége initial des accidents, ou de l'intensité zymotique du ferment inoculé.

Nous allons rapidement passer en revue ces sources de variabilités, et nous constaterons qu'elles confirment toutes les données générales puisées dans la marche commune que nous avons préalablement étudiée.

A. Lorsque la bactéridie est inoculée par une dénudation épidermique ou par une plaie préexistante, je suis persuadé que la marche initiale et les accidents du début sont extrêmement modifiés. Cependant mon observation personnelle ne m'a pas fourni l'occasion de constater les faits chez l'homme. Je ne vais en parler que par prévision et par induction de ce qui se passe chez les animaux.

Si l'inoculation se fait après dénudation simple de l'épiderme, tous les accidents, sauf l'étendue de leur siége, doivent revêtir le même caractère que celui de la pustule maligne type. Mais la vésiculation est impossible, la multiplication bactéridienne est immédiate, et tous les premiers accidents sont bien plus rapides dans leur évolution.

Si l'inoculation se fait par une simple piqûre à travers le parenchyme du derme, les accidents initiaux revêtent à peu près la même marche que les précédents ; mais, comme étendue initiale, ils se rapprochent de la pustule maligne folliculaire.

Si l'inoculation se fait par une plaie large et béante, chose que je n'ai vue que chez les animaux, je suis persuadé que, sauf le cas possible d'entraînement à distance de quelques bactéridies dans un canal vasculaire, la localisation du mal se fait plus facilement, la propagation de l'œdème se fait avec plus de difficulté, et l'avortement des accidents généraux peut s'exécuter assez facilement. Je prévois ce fait par la raison que la peau ne peut enfermer toutes les sérosités métamorphiques, et que celles-ci, au contraire, peuvent facilement s'épancher au dehors. Je suis d'autant plus porté à croire à cette éventualité, que j'accorde toute ma confiance aux faits de guérisons obtenues par Faille, de Vouziers, et Chapiotin, de Rethel, au moyen de simples débridements. Car, qu'est-ce que ce débridement, si ce n'est une plaie qui s'inocule immédiatement par les bactéridies que contient la pustule que l'on vient d'inciser ? Je n'ai pas vu faire ces incisions, je n'ai pas vu si elles s'accompagnaient de l'ablation de la pustule initiale ; je n'ai que mes souvenirs d'un témoignage verbal. J'accorde donc que ce point mérite une nouvelle étude attentive et sévère. En tous cas, pourtant, je me réserve d'établir que les incisions seules et l'excision même ne sont que des procédés partiels et insuffisants du traitement véritablement rationnel.

B. L'aptitude des sujets est une autre source de variabilités pour la pustule maligne. J'ai vu à bien des reprises un malheureux villageois dépouiller des animaux morts de fièvre charbonneuse ; je l'ai vu se blesser légèrement avec son couteau sans y prendre garde, malgré mes recommandations pressantes ; je l'ai vu se nourrir, lui et sa famille, d'abondants morceaux enlevés aux animaux qu'il dépeçait, et cependant il ne fut jamais atteint d'aucune affection charbonneuse. Il méprisait mes conseils et ne croyait guère à la vérité des faits d'inoculation dont je lui parlais. Il n'y croyait pas davantage, même après avoir vu périr les lapins qu'on inoculait devant lui.

Cet homme et sa famille vivaient dans un milieu sordide au suprême degré, et tous y gardaient leur santé. Avec sa famille, cet homme, non-seulement dépeçait les animaux morts quels qu'ils fussent, mais il exécutait, sans désinfection préalable, les vidanges des environs ; et jamais cela n'avait été l'occasion d'une maladie pendant onze ans que je le connus. L'habitude des causes septiques avait rendu cet homme invulnérable.

L'invulnérabilité par les bactéridies est un privilége de plusieurs classes entières d'animaux. Les carnassiers sauvages ne peuvent généralement être inoculés. Les oiseaux, si l'on en croit Davaine, résistent invinciblement au même procédé d'infection bactéridienne.

Il y a donc une aptitude réelle à l'infection bactéridienne. Cette aptitude est une espèce de diathèse native en vertu de laquelle la bactéridie trouve dans tel animal le milieu spécial qui lui fournira ses éléments de vie et de multiplication.

Parmi les hommes, cette aptitude existe, et probablement elle peut présenter une gamme très-étendue de vulnérabilité entre le réfractaire absolu et celui qui permet le plus rapide développement de la fermentation charbonneuse.

Cette aptitude paraît diminuer chez le même individu à mesure qu'il avance en âge. Cette observation concorde avec le résultat des expériences d'inoculation faites par Davaine.

En quoi consiste anatomiquement cette diathèse d'aptitude? Je n'en sais rien de certain. Cependant je crois que cette aptitude est toute dans la constitution du sang. — Forme particulière des globules et caractères plasmatiques particuliers du sérum. Je laisse à l'avenir de définir exactement les caractères diathésiques de l'aptitude à la fermentation bactéridienne.

C. Le siége anatomique de l'inoculation bactéridienne, chez les individus de même nature et inoculés par le même procédé, détermine une très-grande variété dans la marche successive des accidents généraux, mais surtout locaux. Je crois avoir assez insisté déjà sur cette source de variabilités pour pouvoir me dispenser de m'y arrêter davantage.

D. Il existe enfin une variation très-grande dans l'intensité zymotique de la bactéridie. Comme tous les ferments, qui sont des êtres vivants, la bactéridie a ses âges, elle a sa plus grande énergie dans son âge adulte; le milieu où on la recueille est plus ou moins favorable à sa vitalité, et par conséquent à son activité zymotique. Les observations de Davaine et les nôtres ont établi que la bactéridie rapprochée de sa naissance est peu développée; plus tard, elle a tous ses caractères anatomiques; si le milieu qui la contient cesse de vivre par la mort du sujet qui la fournit, la bactéridie ne multiplie plus, et bientôt elle change de caractères et se dissout si le milieu qui la contient subit le travail de la putréfaction.

Telles sont les causes de variabilités que j'ai cru devoir indiquer. Il en est d'autres qui résultent du fonctionnement même des appareils organiques chez le malade et de l'influence des moyens thérapeutiques employés. Je ne puis m'arrêter sur tous ces faits; il suffit d'être médecin pour les apprécier avec les connaissances générales que nous possédons maintenant sur le processus morbide local et général de la pustule maligne.

Passons maintenant à la thérapeutique rationnelle pratique.

CHAPITRE TROISIÈME.

Thérapeutique de la Pustule maligne.

La thérapeutique de la pustule maligne est extrêmement simple dans ses éléments dialectiques, attendu qu'elle se rapporte pendant longtemps à deux ou trois éléments morbides locaux dont la réduction devient à peu près inutile après ce que nous avons dit. Nous allons donc suivre pas à pas le développement de la maladie, et à chaque pas nous déterminerons les véritables indications pratiques jusqu'à la désignation du médicament et de ses doses.

Si le médecin pouvait arriver au moment où le virus bactéridien vivant est mis au contact du malade, son rôle serait immédiatement indiqué : il devrait enlever ce virus par des lotions abondantes et choisir un liquide capable de tuer la bactéridie, c'est-à-dire de la détruire dans sa substance ou de l'annihiler dans sa puissance zymotique.

La médecine possède un médicament doué de cette puissance merveilleuse ; ce médicament, non irritant lui-même, facile à concentrer au degré d'activité que l'on désire, très-commode dans son application, est le chlorure de soude de Labarraque tout particulièrement, ou à son défaut tout chlorure quelconque.

Je ne donnerai pas seulement pour preuve les résultats de mon expérience clinique personnelle ; je puis invoquer des témoignages expérimentaux qui me sont communs avec mon confrère Luton.

La bactéridie résiste à l'acide sulfurique, à la potasse caustique, d'après les expériences de Davaine. D'après nos expériences, elle ne résiste pas aux chlorures de soude ou de potasse. Or, le chlorure de soude peut être impunément employé même à l'état de concentration où le fournit la pharmacie Labarraque. Chaque berger, chaque fermier peuvent être munis de ce précieux médicament et en faire emploi dans les conditions que j'indiquerai plus tard.

Le chlorure de soude cacheté de la pharmacie Labarraque est le seul auquel il faille se fier. Très-probablement le chlorure de soude préparé par toutes les autres pharmacies ne l'est pas dans les mêmes conditions, car la véritable liqueur de Labarraque est beaucoup plus active. J'ai dû, pour l'emploi de cette liqueur, dans l'angine couenneuse, m'en tenir exclusivement à la véritable liqueur de Labarraque ; je n'obtenais plus les mêmes effets de dissolution de la couenne et de dégorgement des parties malades sitôt que je m'en rapportais au chlorure des pharmacies. Et pourtant cet emploi comporte l'addition des 9/10mes d'eau pure environ. Il en est de même dans les pansements des plaies septiques ou dans le traitement de toute espèce de gangrène.

A plusieurs reprises, avec mon confrère Luton, nous avons inoculé du sang chargé de bactéridies en le mélangeant de chlorure de soude étendu. Nous constations que les bactéridies n'étaient pas dissoutes, et pourtant l'animal inoculé ne souffrait de rien, la cicatrisation se faisait immédiatement comme si nous n'eussions inoculé que de l'eau pure. Le contact d'une éponge chlorurée à la surface de la pustule chez Bastin avait suffi pour détruire la faculté génératrice des bactéridies, comme mon confrère Luton s'en est assuré par l'inoculation. On se rappelle que le lapin inoculé mourut, mais sans infection charbonneuse, par infection septique seulement.

Nous avons essayé la puissance préservatrice de la liqueur de Labarraque étendue en l'injectant séparément sous le derme d'un lapin, inoculé sur un autre point avec du sang charbonneux certainement actif; une fois, nous croyons avoir réussi à empêcher la maladie charbonneuse et la mort. Mais plusieurs fois nous avons injecté, sans déterminer la mort ni maladie apparente, du sang charbonneux mêlé de chlorure de soude de Labarraque ou d'eau de javelle du commerce.

C'est la démonstration expérimentale d'un fait très-anciennement indiqué depuis Guyton de Morveau jusqu'à nos jours.

Le chlorure seul peut-il être employé à la destruction du virus charbonneux? Il est probable que non; mais je ne parle que de ce que l'expérience m'a démontré. Il y aurait sans doute lieu aussi d'essayer le vinaigre commun, et s'il donnait de bons résultats, la prophylaxie de la pustule maligne et des maladies charbonneuses deviendrait on ne peut plus simple. Bouchardat indique aussi comme contre-ferment les sels mercuriaux ; les sels de cuivre, de zinc, de plomb, d'argent ; l'acide arsénieux ; les éthers, le chloroforme, les essences, la créosote, l'acide phénique, l'essence de moutarde.

Mais il n'arrive jamais que le médecin soit appelé avant les premiers événements produits par l'insertion de la bactéridie dans l'épaisseur du derme. Quand il n'existe qu'une vésico-pustule, l'insensibilité ordinaire de son développement a laissé le malade dans une dangereuse sécurité. Cependant, s'il est prévenu de l'existence possible d'une pustule maligne, s'il est soigneux de lui-même, s'il a été sciemment en communication avec quelque source de charbon, le malade peut venir trouver le médecin pendant que la vésicule initiale est intacte.

Nous savons que, dans ce cas, le ferment bactéridien est confiné dans un compartiment restreint du derme ; nous savons enfin que les troubles vasculaires sont très-peu étendus et bornés seulement au bouquet capillaire qui enveloppe la partie altérée du derme.

Nous avons vu que la mortification du tissu vivant sous-jacent à la vésicule initiale n'est pas une chose fatale et immanquable. Nous avons donc eu raison de considérer comme indications rationnelles, dans ce cas, la destruction du virus bactéridien.

L'agent que nous demandions est trouvé. Le chlorure de soude de Labarraque réunit toutes les conditions favorables que nous désirions rationnellement : 1° il est destructeur de la vitalité des bactéridies ; 2° il n'est pas destructeur du tissu vivant ; mais, au contraire, ainsi que la chose m'a été prouvée par l'emploi de ce moyen dans la diphthérie locale, dans la brûlure avec escharre, et surtout dans l'anthrax, ainsi que dans la pustule maligne elle-même, le chlorure de soude ranime la vitalité de tout ce qui est engagé de vivant dans les parties malades, et lorsque le mort se détache et se dissout, on retrouve les parties sans qu'elles aient subi la moindre perte de substance apparente ; 3° la liqueur de Labarraque, et plus qu'elle encore le chlore qu'elle dégage et qui lui donne son activité, est excessivement pénétrant et adhérent ; 4° enfin, la liqueur n'offrirait aucun danger par son absorption, si elle parvenait à passer dans le courant sanguin ou dans le courant lymphatique

Ici, pourtant, la conviction appelle de nouveaux faits ; car ce qui est rationnel n'est pas pour cela toujours réel. La raison ne combine que les éléments analytiques qu'elle connaît à un moment donné ; si la raison est infaillible dans ses déductions, la science qu'elle utilise comme prémisses est, au contraire, souvent incomplète. Et, dans le cas particulier, il y a lieu de se demander si la pénétration du chlorure sans incision est réelle jusqu'au contact des bactéridies inoculées ;

si, étant réelle, elle est toujours suffisante. Lorsque j'ai eu l'occasion de me servir du chlorure de chaux, chez Courty, j'ai incisé crucialement la pustule au préalable ; lorsque j'ai employé le chlorure de soude au septième, chez Leroy, j'avais aussi préalablement fait une incision à travers l'escharre de la pustule, et, d'ailleurs, je n'étais plus, pour ce fait, dans les conditions que nous supposons dans ce paragraphe, puisqu'il y avait un œdème périphérique déjà étendu.

Faut-il donc, lorsque nous sommes appelés au moment indiqué plus haut, que nous fassions ce que j'ai fait, c'est-à-dire une incision préalable ? peut-on s'en dispenser, et de quelle manière peut-on employer la liqueur de Labarraque ? Voici, à mon avis, ce qu'il faut faire : il faut déchirer la vésicule et lotionner de suite abondamment avec la liqueur étendue au septième, puis, après cette abondante lotion, qui sera faite par injection avec une petite seringue, quand la chose sera possible, il faut appliquer une petite éponge bien imbibée du liquide médicamenteux, la couvrir d'une plaque de taffetas gommé et la maintenir au moyen d'un simple bandage. Cette éponge doit être lavée et imbibée de nouveau, puis réappliquée toutes les deux ou trois heures. Alors, si la sérosité vient faire au niveau de la pustule une goutte assez rapidement reproduite, il y a lieu, d'après mon expérience sur des faits analogues, il y a lieu de croire à la pénétration du chlorure jusque dans la cavité du derme où se cachent les bactéridies. Si, en même temps, les progrès ordinaires de la pustule paraissent enrayés, on pourra croire sans imprudence que l'application est suffisante. Si, au contraire, la tache dermique est brune, et ne donne aucune sérosité ; si l'aréole érythémateuse paraît se développer quand même avec son œdème subordonné, il est non-seulement prudent, mais nécessaire de faire une incision à travers la pustule ; le chlorure sera ensuite aussitôt appliqué de la façon que j'indiquais plus haut.

Lorsque l'on a jugé l'incision nécessaire, de quelle façon

faut-il l'exécuter? Deux principes doivent gouverner le chirurgien : 1° il faut respecter les aponévroses isolantes sous-jacentes à la pustule ; 2° il faut diriger l'incision de manière à diminuer le plus possible la tension du derme dans le voisinage du point occupé par la pustule.

Le premier principe repose sur ce fait que le progrès périphérique de l'œdème charbonneux s'arrête toujours aux aponévroses. Le second repose sur cet autre fait que plus la plaie est béante, plus elle détend la peau, plus, en conséquence, elle permet l'écoulement de la sérosité au dehors, le contact du médicament et le confinement restreint de la lésion locale.

Je parle à des médecins : ces quelques principes de direction suffisent. L'action absorbante de l'éponge n'est pas non plus sans importance.

Je sais combien ce traitement diffère du traitement traditionnel qui consiste dans la destruction même du tissu occupé par la pustule maligne au moyen du cautère actuel ou des caustiques. Qu'on ne crie plus contre les tendances révolutionnaires du médecin, tendances cachées sous les faux noms de progrès. La cautérisation de la pustule maligne remonte à Celse, qui lui-même l'avait héritée des Grecs et des Assyriens peut-être. Voilà un culte auquel la médecine est restée plus fidèle qu'aucune église à son Dieu.

Je ne nie pas les guérisons obtenues ; loin de là même, j'en rends compte. Mais si la cautérisation peut détruire le virus sur place, ce qui n'est pas toujours, elle détruit aussi le tissu vivant, ce qui ne manque jamais. Le moyen que je propose, au contraire, ne détruit que le virus et fortifie même le tissu vivant envahi. La cautérisation effraye le malade, et les assistants qui peuvent devenir malades à leur tour ; elle est à un certain point cruelle ; elle l'est réellement d'une façon horrible, comme dans certains cas que je pourrais citer ; elle complique toujours la situation actuelle et compromet les résultats de l'avenir. Le moyen que je propose, au contraire, n'a rien d'effrayant pour personne, même quand il faut faire une incision, puisque l'on sait le peu de sensibilité des parties malades; il ne complique pas la situation actuelle, puisqu'il détend immédiatement les parties; enfin il ne compromet pas l'avenir par les pertes de substance ou les adhérences vicieuses, puisqu'il ravive tout ce qui n'est pas actuellement mort et qu'il ne détruit que les exsudats morbides superficiels ou interstitiels.

Prouvons, en quelques mots, chacune de ces affirmations.

J'ai dit en premier lieu que la cautérisation ne détruit pas toujours le virus sur place, ainsi qu'elle se propose de le faire. Et d'abord, la potasse caustique ne peut détruire la bactéridie, puisque Davaine emploie ce moyen pour détruire la gangue organisée de la pustule maligne desséchée et y constater sous le microscope les bactéridies normales, vivantes et fécondes. Les acides minéraux employés n'ont pas plus d'efficacité par la même raison. J'ignore la valeur véritable du nitrate acide de mercure ou du sublimé corrosif contre la bactéridie même, mais tout le monde avouera que ce ne sont pas là des moyens innocents et commodes. Venons au cautère actuel. Celui-ci détruit la bactéridie, je veux bien l'admettre, quoiqu'on sache par Davaine la résistance du virus charbonneux à la cuisson; toujours encore faudrait-il l'employer assez énergiquement, et ne pas négliger d'atteindre les moindres lacunes qui peuvent recéler et protéger ce maudit ferment.

Au contraire, le moyen que je propose détruit sûrement la bactéridie, et l'éponge absorbe les sérosités zymotiques de proche en proche et d'une façon continue.

J'ai dit en second lieu que la cautérisation détruit sûrement et toujours les tissus vivants. Ceci est évident, et ce n'est pas un mince reproche; car, à quoi devons-nous la pénétration des sérosités sous les aponévroses, à quoi devons-nous les brides, les cicatrices difformes, et, avant tout cela, l'impossibilité de l'écoulement des sérosités au dehors, si ce n'est à la cautérisation même? A quoi devons-nous ces sphacèles étendus, ces accidents inflammatoires subordonnés, ces guérisons lentes et traversées par tant d'accidents, comme l'érysipèle et les fièvres de résorption, si ce n'est aux difficultés du travail d'élimination et de cicatrisation, rendues inévitables par l'œuvre même de la cautérisation?

Le moyen que je propose, non-seulement respecte, mais fortifie et protége le vif; il permet le dégorgement rapide des parties voisines par l'action dialytique exercée par l'éponge; il permet la disparition des produits morbides accumulés; il tient toujours la plaie nette et très-propre, ainsi que l'avait déjà observé Hervieux dans d'autres circonstances; il empêche toute résorption infectieuse, tout érysipèle de voisinage; enfin, il rend possible la cicatrisation ; cette cicatrisation est franche, puisqu'elle est immédiate et qu'elle n'exige pas l'inflammation suppurative : cette fonction autothérapique si imparfaite, rendue nécessaire par la cautérisation et l'emploi subséquent des moyens thérapeutiques ordinaires.

Je dois insister ici sur une dernière considération. Admettons, si l'on veut, que la cautérisation aura détruit entièrement le virus bactéridien; mais elle n'a rien fait sur les sérosités morbides voisines; elle laisse ces sérosités dans les mailles de tous les tissus, et, par conséquent, elle leur laisse à peu près toute leur activité morbide. Or, nous avons vu que ces sérosités, quoique incapables de propager le virus bactéridien par inoculation, puisqu'elles ne le contiennent pas, possèdent néanmoins une certaine activité morbide transmissible au contact et dans un rayon déterminé, c'est-à-dire pour une quantité de liquide séreux déterminé. Ces sérosités sont comme un ferment de seconde puissance, qui, puisant son activité dans l'action métamorphique directe de la bactéridie, communique cette activité métamorphique de proche en proche à tout liquide exhalé, mis en communication avec lui dans un rayon déterminé. Eh bien ! la cautérisation n'a aucune puissance de neutralisation sur cette faculté morbide des sérosités plasmatiques de l'œdème charbonneux; elle peut tout au plus détruire la source influente et génératrice, elle ne peut diminuer la virulence acquise et en arrêter la propagation.

Le moyen que je propose, au contraire, m'a paru arrêter la propagation de cette virulence d'emprunt, ne serait-ce que par l'absorption directe et continue exercée par l'éponge sur les liquides épanchés ou continuellement amenés dans les tissus incisés.

Lorsque le médecin n'est appelé qu'après le développement de l'aréole vésiculeuse, lorsque déjà l'œdème s'est notablement développé autour de la pustule, nous touchons au moment où cet œdéme va marcher avec une rapidité effrayante, où il va peut-être gêner les fonctions de quelque organe important; au moment où les symptômes généraux vont se développer avec leurs caractères adynamiques et septiques.

Dans ces conditions, il n'y a pas une minute à perdre, il faut faire les incisions nécessaires pour bien débrider les parties œdémateuses et appliquer immédiatement des éponges chlorurées assez larges et assez épaisses pour bien recouvrir toutes les parties incisées et œdémateuses.

Je n'ai rien à ajouter aux raisons convaincantes que j'ai administrées tout à l'heure ; il me suffira maintenant de discuter les indications générales dont nous avons, plus haut, déterminé la signification et l'importance.

A propos des accidents généraux, la première indication, celle qui remplace toutes les autres, est d'en empêcher le développement en tarissant la source d'où ils procèdent, c'est à dire en arrêtant la fermentation dont l'œdème progressif est le résultat direct, et en enlevant autant que possible et le plus rapidement possible les éléments zymotiques qui résident dans les produits sero-plasmatiques accumulés. Tout cela est accompli par le traitement rationnel que je viens d'indiquer.

Mais, si le malade ne peut recevoir nos secours avant le développement de ces accidents généraux, il faut bien lui venir en aide, et dans ce cas, je crois comme tout le monde aux effets avantageux de l'extrait de quinquina, de la limonade minérale ; peut-être, des chlorures à l'intérieur, mais je n'ai essayé ce moyen que chez Bastin ; enfin je crois aux alcooliques à doses hardies, et, plus tard, quand il s'agit de dépouiller l'économie des résidus septicémiques laissés par la maladie, je crois efficaces les sudorifiques et surtout l'ammoniaque ou son acétate. Le tout doit être accompagné des purgatifs nécessaires, de l'alimentation animale aussi succulente que les forces digestives le permettent, et de tous les soins d'aération, de chaleur et de propreté qui importent ici plus encore que dans toute autre maladie.

ZYMÉTOLOGIE PATHOLOGIQUE

LE CHARBON

OU

FERMENTATION BACTÉRIDIENNE

CHEZ L'HOMME.

DEUXIÈME PARTIE.

Œdème malin, seconde forme de fermentation bactéridienne chez l'homme.

CHAPITRE PREMIER

Observations.

1re Obs. — Madame Fourcart-Beaudart, de Grivy, femme de cultivateur, 22 ans, bonne constitution, tempérament harmonique, caractère doux et patient. — 13 août 1861.

Madame Fourcart sentit, il y a huit jours, une petite tumeur dure, adhérente à la mâchoire inférieure, sur le corps basilaire, sans que cette tumeur fût produite par une névralgie ou par une inflammation péri-alvéolaire. Au bout de huit jours, je fus consulté. La tumeur, sans rougeur ni chaleur à la peau, était dure, de la dureté osseuse ; elle engageait le tiers de la branche horizontale et basilaire seulement de la mâchoire inférieure du côté gauche.

Sangsues. (On n'en mit que trois.)

Cataplasmes. — Onctions mercurielles.

Je revois la malade le lendemain (14 août). La tumeur, qui a partout la même dureté, enveloppe maintenant toute la branche horizontale de la mâchoire, de manière à lui constituer un manchon adhérent, au dehors, au-dessous et au dedans vers la bouche, où la tumeur soulève et dévie la langue. Déglutition difficile, l'engorgement gagne le cou. Pour ne pas perdre de temps, craignant quelque maladie septique sous cette dureté, je fais trois ponctions profondes à travers les tissus indurés.

Compresses d'eau de sureau tiède.

Gargarisme émollient.

Tisane miellée.

Demain matin, une dose de la poudre composée suivante :

R. Résine de jalap,	1 gr.
Calomélas,	1 gr.
Poudre de belladone,	0,08 centig.
D. en 4 doses.	

Le 15 août, matin. La tumeur n'a guère diminué, ni saigné par les ponctions ; mais elle est bornée dans ses progrès périphériques. La déglutition est plus libre ; les plaies sont béantes et laissent voir le tissu cellulaire infiltré et grisâtre, mais non ramolli. Etat général meilleur. Onctions mercurielles belladonées. — Cataplasmes de sureau. — Le reste *ut suprà.*

Le 16, grande diminution du gonflement. Les plaies ne suppurent pas ; la région sous-linguale est toujours indurée. Commencement de gingivite mercurielle. — Substitution de la pommade d'iodure de plomb belladonée à la pommade mercurielle belladonée.

Le 20. Grande amélioration. Induration persévérante en dedans de la bouche.

La guérison se complète sans suppuration, sans sphacèle et par accolement direct.

Je dois faire remarquer que Grivy est un village de culture où les troupeaux sont nombreux et richement nourris. C'est la vallée où se trouve Saulces-Champenoises, ce pays où régnait alors le sang de rate comme nous le savons par le marchand de peaux, Chopin.

Le sang de rate se montre de temps en temps un peu partout dans cette riche vallée de l'Aisne. J'ai vu trois fois, à Voncq, un riche propriétaire perdre son étable de vaches laitières par la fièvre charbonneuse, constatée par un vétérinaire, et prouvée par les autopsies dont je fus témoin, et plus radicalement encore par l'inoculation de la boue splénique à des lapins qui mouraient le lendemain de l'inoculation.

Mes souvenirs ne me disent pas si l'une ou l'autre de ces épidémies localisées dans une seule étable a coïncidé avec le fait qui va suivre et qui est de la même date à peu près que le précédent.

2me Obs. — Je dois avertir ici qu'il s'agit d'un jeune homme de Voncq, de 16 ans, appartenant à une famille d'ouvriers pauvres. Cette famille habite une maison mal fermée, placée tout contre la butte de Gaise, sur laquelle est bâti le village de Voncq, et confinant sans intervalle à un abreuvoir public alimenté par une fontaine continue, où les bestiaux de toute nature viennent s'abreuver deux ou trois fois par jour.

Je copie maintenant mes notes :

« 4 Septembre 1861. — Enuy fils. — Il y a huit jours, petite tumeur, grosse comme une noisette, un peu en avant de l'angle de la mâchoire inférieure, à gauche. Etat pendant sept jours. Le huitième, gonflement dur environnant toute la branche horizontale de l'os. Le gonflement ne pénètre pas les tissus du dedans de la bouche et du dessous de la langue. Peu de douleur. Commencement d'infiltration érysipélateuse de la peau dans les parties déclives de la tumeur. Comme on le voit, c'est la même maladie que celle de Mme Fourcart-Baudart. Je fais quatre ponctions profondes en évitant l'artère faciale autant que possible. Ces ponctions, faites avec un bistouri large, donnent très-peu de sang, excepté une où j'ai coupé une artériole. Comme chez Mme Fourcart, cette induration semble occuper l'espace aponévrotique dans lequel se meut la mâchoire. » (Cette idée, bien que fausse, puisque déjà la peau participait à la maladie, m'était suggérée par suite de l'ignorance où j'étais de la marche des œdèmes malins.) « Ce gonflement passe difficilement en arrière, vers la gorge, et en bas, vers le cou. Il dépasse même difficilement la ligne médiane sous-mentonnière. Qu'est-ce que cet œdème dur, demi-inflammatoire, demi-chronique, lent et non fébrile? »

« Le 5, je suis obligé de cesser l'usage de la pommade mercurielle à cause d'une gengivite. Il y a un peu de suppuration aux plaies extérieures. Les points indurés s'assouplissent ; l'infiltration périphérique s'étend aux lèvres et jusqu'à l'orbite. »

« Le 9, suppuration peu abondante. »

A partir de ce moment, je ne vois plus le malade. Ce jeune homme fut guéri sans aucun vestige de cette affection.

3me. Obs. — H...., 43 ans, homme très-fort et très-robuste, n'ayant jamais été malade. H.... est cocher et en même temps domestique de charrue dans une grande maison.

Ma mémoire ne me rappelle pas si la maladie que je vais rapporter a coïncidé avec une des épizooties locales de fièvre charbonneuse, développées dans l'étable dont j'ai parlé plus haut.

Je sais d'ailleurs que, contre toutes les prescriptions d'hygiène publique, les vaches mortes de fièvre charbonneuse étaient dépecées par un malheureux au profit d'un bourrelier-tanneur du village, et que le sang et les viscères étaient enfouis ensuite au contact de l'étable, dans une fosse très profonde servant de pourrissoir. On recouvrait ces débris d'herbages et de fumier pailleux. Quant aux corps mêmes, ils étaient emmenés sur une charrette et enfouis au milieu d'un endroit retiré choisi dans la forêt voisine.

H..... devait, plus tard, mener la même charrette, conduire et épandre le fumier extrait de la fosse.

Je n'ai pas pris d'informations précises sur tous ces points, pour ne pas inquiéter mon malade, qui craignait d'être atteint d'une maladie charbonneuse.

Le 25 mars 1862, H.... m'appelle. Je le trouve entièrement défiguré. La joue droite, le cou, la région circumauriculaire sont énormément gonflés et tendus. Le centre de cette enflure et la partie la plus dure répond vers l'angle de la mâchoire inférieure. Les douleurs de tension sont continues, la fièvre est très-vive, la respiration est gênée, l'inquiétude du malade est extrême.

Il n'y avait pas eu de névralgie dentaire ni d'inflammation périalvéolaire. Ces accidents avaient débuté assez lentement dans les premiers jours, et subitement, du 24 au 25, ils avaient pris l'intensité actuelle.

Je ne croyais pas encore que les faits de Mme Fourcart et d'Enuy pussent être rapportés au charbon ; je gardai le même doute vis-à-vis de H..... Il m'en coûta moins pour rassurer de bonne foi la famille.

Je fis immédiatement plusieurs incisions profondes, pénétrant jusqu'au centre de l'induration, et je fis appliquer de la pommade mercurielle belladonée et des cataplasmes de feuilles de noyer. Il y eut peu d'écoulement de sang ou de sérosité, mais le malade fut immédiatement soulagé. L'infiltration périphérique se borna aussitôt, et la guérison, franche, sans grande suppuration, sans sphacèle et sans cicatrices vicieuses, se fit dans l'espace de 20 jours.

Le 15 avril, H..... pouvait reprendre son travail ordinaire.

4me Obs. — Le 1er février 1865, je fus appelé près de Mme F......, rue de l'Université, 13.

Cette dame, d'une quarantaine d'années, grande et grosse et d'un tempérament sanguin lymphatique, est revendeuse de lingerie. Elle parcourt les foires des environs de Reims et les marchés de la ville. Elle n'est pas d'une propreté exemplaire, ni sur elle, ni dans ses vêtements ou son appartement. Elle est obligée de coucher dans des auberges de village, qui laissent quelquefois beaucoup à désirer. Je n'ai pu obtenir de renseignements plus précis. Je ferai remarquer que le marché de Saint-Maurice, où elle se rend tous les lundis, est commun à un grand nombre de bouchers et marchands de volailles, dont le scrupule n'est pas pour tous à l'abri des saisies administratives et des procès de police.

Mme F..... est atteinte d'un gonflement dur et rénitent, sans fièvre ni douleur vive, siégeant à la partie supérieure de l'avant-bras gauche, engageant la jointure et remontant à la partie inférieure du bras. Ce gonflement, sans changement de couleur à la peau, est accompagné de chaleur et d'un sentiment de tension extrême. Il est élastique, de manière à ne pas laisser la moindre empreinte, et en même temps il n'est pas fluctuant. Je ne sens nulle part un noyau d'induration cutané ou sous-cutané. La malade a de la fièvre, elle a de la faiblesse, au point de craindre des défaillances en quittant le lit. Ce gonflement l'inquiète. Quant à moi, il m'embarrasse.

Je me décide à faire appliquer huit sangsues à la région radiale supérieure de l'avant-bras. J'espérais modifier avantageusement la situation, s'il s'agissait d'une inflammation profonde, et dégorger le tissu cellulaire sous-cutané au moyen des piqûres de sangsues, s'il s'agissait d'un œdème malin ou au moins insidieux. Je fais appliquer des cataplasmes d'eau de noyer après les sangsues.

Le lendemain, toutes les piqûres étaient béantes, il s'en écoulait une sérosité claire, et chaque piqûre avait ses bords un peu retroussés et marqués comme d'une escharre noire pénétrante.

Je demandai les sangsues ; elles étaient toutes mortes et avaient été jetées. J'aurais voulu les faire examiner au microscope.

Pour plus de sûreté, je fis appliquer de larges éponges imbibées de chlorure de soude de Labarraque au 10e.

Le troisième jour, je fis voir la malade à mon ami Luton, qui crut reconnaître dans cette affection tous les caractères de l'œdème malin. Une sérosité très-abondante coulait par presque toutes les piqûres ; cet écoulement reprenait vivement quand on avait essuyé la surface de la piqûre.

La guérison se fit sans suppuration, par rétrocession lente et graduelle, et sans laisser de traces de l'affection.

Voilà ce quatrième fait dans toute sa vérité et dans tout le vague de la réalité même. Je crois que c'était bien un œdème malin, mais assurément d'une malignité peu intense.

Je viens de donner en toute sincérité les faits qui me sont personnels. Ces faits sont ceux qui ont le plus de valeur à mes yeux, puisque je les ai observés moi-même. Ce sont eux qui m'ont posé le problème pathologique et le problème clinique. Nous allons maintenant les étudier en fonction, et si, sur certains points particuliers, je les trouve insuffisants pour établir rigoureusement les éléments morbides et leur valeur individuelle dans la série charbonneuse, je recourrai aux enseignements de la tradition ou à des faits expérimentaux bien observés que j'emprunterai à différents observateurs.

CHAPITRE SECOND.

Exposition empirique de l'Œdème malin.

Le premier phénomène accusé par mes malades, Mme Fourcart et Enuy, a été une induration localisée et comme attachée à la mâchoire inférieure. Cette induration resta en cet état pendant plusieurs jours sans fièvre, ni douleur, puis alors se développa, mais très rapidement, un gonflement dur, diffus, rénitent, sous-aponévrotique, soulevant le plancher de la bouche et déviant la langue chez Mme Fourcart, déterminant une couleur livide de la peau chez Enuy, dont la cavité buccale était moins engagée, embrassant toute la région péri-maxillaire chez H.... et déterminant chez ce dernier un gonflement énorme, très étendu, et si dur qu'il ne pouvait écarter les mâchoires pour me permettre d'examiner la cavité buccale.

Les douleurs, nulles dans les premiers jours, devenaient atroces avec les progrès du gonflement ; les malades saisis d'effroi demandaient instamment du soulagement, se soumettaient sans résistance aux incisions que je croyais devoir pratiquer, et donnaient lieu à la constatation d'accidents fébriles et adynamiques très sérieux.

L'incision était peu douloureuse, les plaies devenaient béantes, laissaient écouler peu ou point de sang et me permettaient de voir le tissu cellulaire infiltré, comme gélatineux et transparent.

La guérison s'est faite ensuite sans sphacèle et même presque sans suppuration, et cela, sans autre traitement que les incisions profondes et les frictions mercurielles.

Ces frictions déterminèrent rapidement la salivation, et leur bon effet put être continué en remplaçant la pommade mercurielle par la pommade à l'iodure de plomb.

Chez Mme F., on a vu que l'œdème dur et rénitent occupait le coude et les parties voisines; que la peau avait sa couleur normale; qu'elle avait seulement plus de chaleur; que les douleurs étaient des douleurs de tension plus inquiétantes que vives; que les acccidents locaux s'accompagnaient de faiblesse, de vertiges, de tendances à la syncope, au point que la malade avait peine à se tenir même assise et qu'elle pouvait à peine quitter le lit; que des piqûres de sangsues se salirent chacune comme d'une escharre noire, et que par chacune d'elles s'échappa continuellement une sérosité limpide; que les applications d'éponges chlorurées amenèrent la guérison sans entraves et d'une façon rapide.

Tels sont les faits fournis par l'observation; il s'agit, sans les altérer en aucune façon, de savoir s'ils constituent réellement des exemples de ce qui a été décrit sous le nom d'œdème malin. Nous éprouvons ici l'embarras ordinaire d'une science insuffisante. Pour affirmer la nature charbonneuse de ces œdèmes, d'une façon indubitable, il faudrait avoir constaté dans quelque partie centrale ou plus ou moins superficielle de cet œdème, ce qui fait le caractère démonstratif du charbon, c'est-à-dire la bactéridie.

Jusqu'à ce que Davaine, pour le fait observé par Debrou, eût fait à ce sujet les recherches nécessaires, les raisons logiques, mais seulement logiques, attendant par conséquent encore une démonstration matérielle, avaient décidé la plupart des auteurs à admettre l'existence de l'œdème charbonneux. Ces raisons logiques étaient tirées de l'origine charbonneuse par contagion muqueuse constatée, comme dans les faits que rapporte Raimbert, d'après Morand et d'après Ardouin. Dans ces faits, il s'agit de bouchers qui, dépeçant des animaux charbonneux, ne craignent pas de porter leur couteau entre leurs lèvres pour se servir de leurs mains dans un mouvement commun, et qui sont pris bientôt après de gonflement œdémateux si rapide, qu'ils meurent en peu de temps, sans qu'il se soit produit aucune lésion locale de la muqueuse ou du derme analogue à celle de la pustule maligne.

Elles étaient tirées de l'aspect non inflammatoire du gonflement, du peu de douleur qu'offre la peau à son niveau, de sa marche rapidement envahissante, analogue à l'œdème de la pustule maligne ; de sa dureté pareille lorsqu'il est confiné dans un compartiment fermé par des aponévroses.

Elles étaient tirées de l'aspect gélatineux et transparent du tissu cellulaire infiltré, quand on l'examine après incision.

Elles étaient tirées du peu de douleur des parties œdémateuses, du peu de sensibilité aux irritations traumatiques, du peu de vascularité veineuse des parties envahies et de la résistance singulière de cette maladie à présenter les phénomènes éliminateurs de l'inflammation suppurative ; toutes analogies communes avec la pustule maligne bien caractérisée.

Elles étaient tirées de l'appréciation des phénomènes généraux qui ont tout-à-fait le même caractère septique et adynamique que dans la pustule maligne.

Elles étaient tirées de la terminaison spontanée, soit par gangrène, avec sphacèle très-étendu quand la mort n'arrive pas immédiatement, soit par la rapide décomposition putride du cadavre, lorsque la mort a été la conséquence de cette affection.

Aujourd'hui, grâce aux travaux de Raimbert, l'œdème

malin est aussi facile à constater que la pustule maligne elle-même. Il suffit d'examiner la sérosité enfermée dans l'induration centrale de l'œdème, on y trouve les bactéridies charbonneuses. J'indiquais ce moyen il y deux ans dans une communication verbale que je faisais à la société de médecine de Reims, mais le hasard ne m'a pas donné l'occasion d'observer un nouveau fait. Ce que je n'ai pu faire, Raimbert l'a accompli avec plus d'autorité. Il est donc démontré que l'œdème malin est bien une maladie charbonneuse au même titre que la pustule maligne. Ce qui n'était qu'une démonstration dialectique est devenu une démonstration matérielle. Nous pouvons en pleine sécurité déterminer la série véritable des éléments morbides constitutifs de l'œdème charbonneux.

Voici les faits que nous constatons :

1° D'après mes observations personnelles, d'accord en cela avec celles de mon confrère Bienfait : Induration circonscrite placée dans le tissu cellulaire assez loin des surfaces muqueuses ou cutanées, et comme adhérente au corps de la mâchoire inférieure. Cette induration, d'après mes informations précises, a pu rester en état pendant six ou sept jours.

2° Production d'un œdème dur et tout spécial, rapidement envahissant et produit par une infiltration gélatineuse du tissu cellulaire, ainsi que l'ont observé avec moi M. Colson et M. Bienfait et tous les observateurs.

3° Développement des symptômes généraux, douleur, faiblesse, inquiétude extrême, syncopes, nausées, fièvre adynamique.

4° Escharres noirâtres, envahissantes, se produisant de dedans en dehors, commençant au point primitivement envahi par l'œdème sous-cutané.

5° Mort rapide suivie d'une putréfaction violente, avec tous les caractères nécropsiques de la pustule maligne, y compris surtout les bactéridies dans le sang, ainsi que l'a constaté Davaine dans un fait observé et publié par Debrou.

CHAPITRE TROISIÈME.

Physiologie pathologique de l'œdème malin. — Interprétation pathogénique et autothérapique. — Indications rationnelles.

De toutes les notions capables de diriger la théorie et la pratique médicales, la plus importante est sans contredit la notion exacte de la cause morbide initiale. Nous ne pouvons pas toujours remonter la série morbide jusqu'à l'élément primordial, il arrive souvent que l'observation ne peut faire ses constatations qu'en commençant par des éléments morbides déjà subordonnés. C'est ce qui arrive pour l'œdème malin. La plupart des narrations de faits de cet ordre ne commencent d'une façon certaine qu'à l'existence déjà complète d'un œdème très-étendu.

Mes observations et deux de celles du docteur Bienfait nous permettent d'établir un fait antérieur à l'œdème diffus, c'est un noyau d'induration circonscrit et placé profondément dans le tissu cellulaire. Nous viendrons à cet élément morbide, mais évidemment il n'est pas le premier. Pour connaître ce qui précède ce premier fait constaté il faut nous aider des analogies les plus voisines et utiliser les faits qui, sans être complets d'ailleurs, nous permettent de constater quelque acte véritablement étiologique et certain.

Ici, nos analogies sont si étroites, qu'elles amènent dans tous les esprits la conviction certaine d'une identité de nature pathogénique entre la pustule maligne et l'œdème charbonneux. On peut dire que cette identité pathogénique est absolument démontré depuis que le microscope a constaté localement dans l'œdème, comme il l'a constaté dans le sang du cadavre, l'existence des bactéridies qui sont le caractère essentiel des maladies charbonneuses. Mais quand même cette constatation n'eût pas été récemment faite, nous ne manquerions pas à la prudence scientifique en acceptant comme démontrée la nature bactéridienne des événements de vie et de mort de l'œdème malin.

Comment résister à cette conclusion analogique quand on voit tous les événements sériels de l'une et de l'autre maladie si exactement concorder dans leur nature et dans leur ordre de subordination? Même putréfaction rapide des cadavres. — Mêmes lésions du sang et des appareils dans les autopsies. — Mêmes symptômes généraux, dans leurs résultats, dans leur caractère, dans leur agencement, dans leur début.—Même développement œdémateux préalable, et mêmes caractères de cause anatomique et de marche de cet œdème. — Il n'est pas jusqu'à la tumeur circonscrite que nous avons constatée, M. Bienfait et moi, qui ne présente un certain caractère d'analogie avec la tumeur initiale de la pustute maligne. — J'ai constaté encore un caractère analogique très-important entre les deux affections que je compare, c'est la résistance à l'inflammation et surtout à l'inflammation suppurative que présente aussi bien l'œdème malin que la pustule maligne.

Notez que ces analogies ne sont pas seulement extérieures et superficielles ; elles sont intimes et pénétrantes ; elles portent aussi bien sur la dynamique morbide que sur l'examen statique de chaque élément pathologique.

Et en effet, vous trouvez dans l'une et dans l'autre affection, la même persévérance de circulation artérielle, et la même cessation de circulation veineuse ; la même exhalation intra-cellulaire, et la même résistance aux résorptions, par conséquent la même preuve d'influence zymotique acquise de proche en proche à ces sérosités plastiques successivement accumulées ; vous trouvez la même résistance de pénétration ou d'exhalation offerte par la peau ou les muqueuses d'un côté, et les aponévroses de l'autre ; la même douleur de tension interne accusée par les malades ; la même anesthésie aux provocations traumatiques ; la même tendance au sphacèle avec quelque chose de plus accusé encore dans l'œdème malin ; enfin le même ensemble de symptômes généraux et les mêmes constatations nécropsiques. Ces analogies sont si étroites, que toutes les explications physiologiques élucidées pour la pustule maligne se reproduiraient sous ma plume, à propos de l'œdème malin.

En présence d'un pareil faisceau de concordances, nous pouvons considérer l'hypothèse de l'identité de nature étiologique des deux maladies, comme aussi rapprochée que possible d'une démonstration absolue. Dès lors il nous est permis de tenter, pour l'explication de l'élément morbide initial de l'œdème malin, l'application même des résultats que nous avons obtenus dans l'étude de la pustule maligne ; nous devrons seulement nous astreindre à conformer nos explications aux faits même incomplets, mais authentiques, que contiennent les observations d'œdème malin rapportées par les praticiens les plus recommandables.

Lorsque nous avons étudié la pustule maligne, nous avons vu que la bactéridie agissant par contact n'est pas un agent directement nécrosique analogue à un caustique chimique. Nous avons vu que la bactéridie jouit d'une action de présence déterminée sous l'appellation commune de fermentation par les études de Pasteur. Nous avons vu que la bactéridie, douée d'une existence individuelle et d'une vie indépendante, conserve après contact cette vie individuelle, demande seulement à l'organisme qu'elle touche un milieu favorable à sa faculté génératrice, et décide par sa présence et ses actes de multiplication, d'abord une métamorphose des liquides amenés dans sa zône d'activité par la circulation artérielle, puis, au contact direct, une plastification telle que toute circulation persévérante devient impossible, enfin, par l'intermédiaire des sérosités d'abord épanchées au contact, une propagation zymotique plus étendue, de même caractère, mais de moins en moins intense selon qu'on s'éloigne du centre d'activité, qui est le ferment bactéridien vivant lui-même.

Si l'œdème malin est d'origine bactéridienne, ces données fournies par l'étude de la pustule maligne sont sans doute applicables à l'œdème lui-même. Voyons donc si les faits permettent de considérer cette application comme possible et légitime.

J'invoque ici les constatations que nous avons faites, M. Bienfait et moi, d'une tumeur intra-cellulaire, dure, préexistante, lente dans ses premiers progrès, devenant le centre d'irradiation rapidement progressif de l'œdème diffus. Je trouve là quelque chose de parfaitement analogue à ce que nous constatons toujours dans la pustule maligne, c'est-à-dire le foyer bactéridien de l'insertion primordiale du ferment contagieux. Je sais que nos constatations n'ont pas été généralement faites par d'autres observateurs. Mais lorsque j'ai constaté ce noyau central chez Mme Fourcart, c'était le 14 après midi, et le 15 au matin, cette constatation n'était plus possible à cause de la résistance périphérique produite par les progrès de l'œdème. Mme Fourcart avait senti ce noyau lentement progressif pendant 5 ou 6 jours. Enuy avait fait la même observation, et je n'eus pas besoin de susciter sa déclaration sur ce point : il me raconta le fait spontanément.

Ici, d'ailleurs, il n'est pas possible de douter de ma bonne foi. Ne connaissant pas avec précision les observations d'œdème malin publiées par les auteurs, je considérai les faits que j'invoque aujourd'hui comme des engorgements septiques de nature inconnue pour moi ; et c'est à cette indétermination de mon diagnostic que l'on doit le traitement si simple que j'ai suivi. En face d'un étranglement évident des tissus, faire des incisions me parut de la dernière nécessité ; en face d'un engorgement non sanguin mais séro-plastique, faire des frictions mercurielles me parut l'A b c de la thérapeutique. Si donc les auteurs ne parlent pas nettement de cet engorgement central, si même ils déclarent n'avoir trouvé aucun noyau d'induration profonde, il ne faut pas oublier que leurs recherches ont eu lieu après la formation de l'œdème, et par conséquent dans un moment où la constatation d'un noyau central induré était devenue impossible.

En considérant le nodus primitif dont je parle comme règle de développement dans l'œdème malin, pour compléter l'analogie de sa production avec la production de la tumeur initiale de la pustule maligne, il faudrait montrer l'introduction possible de la bactéridie dans la profondeur du tissu cellulaire.

Ici, je vais compléter les faits par une hypothèse provisoire, d'autant plus admissible qu'elle peut trouver facilement sa preuve dans un examen direct et dans des expériences faciles à exécuter.

Qu'il me soit permis de faire ici une observation à laquelle j'accorde beaucoup d'importance. Je ne crains pas d'introduire des hypothèses dans mes discussions, lorsque je les crois nécessaires, quand elles ont la plausibilité désirable et qu'elles peuvent être soumises, d'ailleurs, à l'épreuve confirmative de l'expérimentation. Cependant, cette manière de procéder, vis-à-vis de beaucoup d'esprits aujourd'hui, serait antiscientifique et condamnable au dernier point. Malgaigne a tant fait pour insinuer dans les esprits de cette génération le mépris des hypothèses et des théories ! Cependant le fondateur même du positivisme, A. Comte, faisait meilleure part à l'imagination humaine dans l'établissement des prémisses intelligibles, si nécessaires dans la direction pratique ; et Cl. Bernard, l'expérimentateur Cl. Bernard, des découvertes duquel nous sommes si fiers, avoue que ses plus solides expérimentations ont toujours été précédées dans son esprit par l'établissement des hypothèses les plus conformes aux données acquises par la science à chaque pas nouveau de sa carrière démonstrative.

Sans doute, si vous faites de la science abstraite, vous pouvez, vous devez même vous contenter de ce qui est démontré. Laissez clairement visibles et béantes les lacunes que présente la série scientifique : la science n'a pas à souffrir de n'être pas complète ; elle s'obscurcit dans ce qu'elle a de vérité inébranlable, si vous y joignez au même titre ce qui n'est pas démontré. Mais, dans la pratique, soit qu'il faille combiner les conditions d'une expérience matérielle, soit surtout qu'il faille soumettre l'organisme malade à l'influence d'un modificateur dangereux en même temps que puissant, il faut aboutir, il faut prendre une détermination précise ; et si la science est incomplète, il faut bien l'achever par les hypothèses. Toute la question est de savoir que l'on peut se tromper jusqu'à démonstration, et qu'il faut se garder de nuire, même dans l'hypothèse la moins probable, quand on obéit d'ailleurs à celle qui réunit les plus nombreuses probabilités.

L'hypothèse que j'introduis ici pour compléter la théorie de l'œdème charbonneux au même degré que la pustule maligne, c'est que la bactéridie pénètre, par quelque canal glandulaire muqueux ou cutané, comme à l'aisselle et au mamelon, jusqu'au cul-de-sac de quelque follicule, et que là elle détermine au milieu du tissu cellulaire ce que nous lui avons vu déterminer dans l'épaisseur du derme lorsqu'elle produit la pustule maligne. L'œdème malin serait la fermentation intra-cellulaire, tandis que la pustule maligne reçoit la fermentation intra-dermique. L'état vasculaire du siége direct des bactéridies expliquerait ensuite toutes les différences constatées par l'observation.

Tous les auteurs ont fait ici leur hypothèse... Bourgeois d'Etampes, d'après Raimbert, qui s'allie à lui dans la même opinion, « pense que l'œdème malin des paupières résulte de l'absorption du virus par la muqueuse oculaire. » Guipon discute beaucoup cette question sans sortir un seul instant des mots et n'aboutit en somme à rien de clair.

Je dois m'expliquer à mon tour et ne laisser rien de vague, ni dans les mots, ni dans les choses. Je n'emploie pas le mot absorption, parce que ce mot exprime ordinairement plus que le passage par imbibition au contact des éléments anatomiques vivants ; il comprend encore l'introduction dans l'un des courants absorbants : le lymphatique ou le veineux. Or, la bactéridie, à n'en pas douter, ne pénètre pas de prime-abord dans le sang, ni dans la lymphe.

Je n'emploie pas le mot imbibition qui n'est vrai que pour des liquides. Or l'imbibition est faite pour la bactéridie ou le virus qui la contient par l'organisme contaminé, et non pas par la bactéridie ou son virus pour l'organisme qu'elle altère.

Parler d'inoculation, c'est ne rien dire de précis, attendu que l'inoculation est un terme générique exprimant le résultat commun de tous les procédés de pénétration des virus dans l'économie.

Pour ne pas sortir de la vérité, disons qu'il y a contact ; qu'il y a pénétration dans des cavités contenant un liquide favorable à la diffusion des bactéridies ; croyons, puisque les faits le démontrent, que les glandes sébacées ou sudorales de la peau, que les glandes pileuses de l'aisselle, que les glandes huileuses du mamelon, que les follicules salivaires de la bouche et des gencives, que les glandes lacrymales des paupières contiennent toutes un liquide favorable à la diffusion des bactéridies, par conséquent favorable à leur pénétration, et de cette manière nous comprenons les faits les plus disparates dans une loi commune.

Je ne crois pas qu'une dénudation épidermique ou épithéliale soit nécessaire au préalable pour l'exercice de la fermentation bactéridienne. Je crois que le contact de l'épiderme serait trop peu sensible pour que le corps muqueux sous-jacent fût sollicité à déterminer les changements de vascularité que dénote la production de la sérosité pustuleuse au contact de la bactéridie. Je crois au contraire que ce contact est suffisamment efficace à travers l'épithélium. Je conçois donc à la rigueur qu'il suffit du contact de la bactéridie sur l'épithélium de la conjonctive pour décider la transformation séro-plasmatique sous-jacente ; et c'est peut-être là ce qui explique l'étendue immédiate de l'œdème malin à toute la paupière dès le premier moment. Mais je crois que la bactéridie pénètre réellement dans le follicule salivaire, parce que les faits que j'ai vus, m'ont démontré que le point de départ de l'œdème n'est pas superficiellement placé sous la muqueuse, mais profondément dans le tissu cellulaire sous-jacent.

Je pourrais donner les mêmes raisons pour l'œdème du cou, de l'aisselle, des mamelles et même du bras.

Je ne puis croire au transport de la bactéridie dans une étendue un peu notable de tissus vivants et en dehors de tout canalicule préalable, parce que ce ferment détermine immédiatement la coagulation des sérosités normales qu'il touche ; et c'est ce qu'il fait dans les inoculations accidentelles ou artificielles par solution de continuité véritable.

Il y aurait donc identité complète entre la pustule maligne et l'œdème malin ; l'interprétation pathogénique et autothérapique est la même ; si les bactéridies agissent par contact sur une surface muqueuse plus étendue, les accidents sont d'autant plus rapides et plus graves ; c'est toute la différence.

Enfin les indications thérapeutiques rationnelles sont les mêmes ; enlever le virus, le neutraliser dans son action ou le détruire dans sa substance ; enfin confiner ses produits morbides dans les bornes les plus restreintes, puis les évacuer, les neutraliser dans leur faculté zymotique.

CHAPITRE QUATRIÈME

Thérapeutique de l'œdème malin.

L'œdème charbonneux le plus fréquent, sans pustule initiale, se montre aux paupières. Là sa marche envahissante et gangreneuse est extrêmement rapide.

Je n'ai pas eu l'occasion de l'observer moi-même et par conséquent d'essayer le traitement rationnel qui me paraît devoir être efficace. Cependant, j'ai eu à observer des conjonctivites œdémateuses que j'ai cru devoir rattacher à la diphthérie alors épidémique, et j'ai pu m'assurer dans ces cas que le moyen que je propose peut être appliqué sans danger pour l'intégrité de constitution et de fonction de l'œil lui-même. Ce moyen consiste dans des lotions abondantes et fréquentes, faites au moyen d'une petite seringue avec le chlorure de soude de Labarraque étendu.

Vous retrouvez ici le même moyen directement antiseptique; j'en parle exclusivement parce qu'il est le seul que j'aie employé, parce que son activité peut être mesurée à volonté, parce qu'il est facile à appliquer, parce qu'il est sans danger pour les parties saines qu'il touche, parce que ce peut être un moyen populaire que l'on pourrait confier même aux mains inexpérimentées des fermiers ou des bergers.

Tous les autres antiseptiques que je voudrais appeler fermenticides ou zyméticides auraient besoin d'être expérimentés d'abord sur la bactéridie vivante, en dehors de l'organisme humain, puis dans les conditions diverses que présente la clinique. Il y aurait peut-être encore quelque autre zyméticide aussi avantageux que le chlorure de soude, par exemple, l'acide acétique, ou l'acide pyroligneux, le tannin, la créosote, l'acide phénique, l'acide arsénieux, les sels métalliques dont j'ai fait déjà l'énumération, les mercuriaux, les essences et en particulier l'essence de moutarde, enfin l'éther et le chloroforme.

Cependant, je crois que ces autres zyméticides auraient plus d'inconvénients que le chlorure de soude dans la plupart des cas.

Lorsque l'œdème succède à la pénétration des bactéridies dans la profondeur du tissu cellulaire sous-muqueux de la bouche, je ne sais pas par expérience si d'abondants gargarismes chlorurés seraient efficaces pour tuer le ferment et arrêter la fermentation commencée. Ce que je sais, c'est que les gargarismes chlorurés sont faciles et sans danger.

Dans ce cas, j'ai obtenu trois succès rapides et complets par les frictions mercurielles et des débridements profonds. Dans ces trois cas, la salivation mercurielle survint très vite. Les succès que j'ai obtenus sont-ils dus à cela même ? La chose est rationnellement possible. Il y a là une preuve de fait corroborée d'une preuve de doctrine. En attendant mieux, ce traitement satisfait les consciences les plus sévères et peut être accepté.

Si l'œdème malin réside à la mamelle ou à l'aisselle ou au cou, il ne sera guère diagnostiqué que déjà loin des phénomènes du début. Dans ces cas, je ne croirais pas à la pénétration assurée du zyméticide jusqu'aux bactéridies qui peuvent être profondément placées si, préalablement, il n'y avait quelques perforations béantes du derme. Il faudrait donc commencer par quelques ponctions ou mieux par de véritables débridements méthodiques, et aussitôt après j'aurais la plus grande confiance dans l'application continue des éponges imbibées de chlorure de soude et renouvelées toutes les deux ou trois heures.

Mme F.... a pu se guérir par ce moyen, à l'aide des seules perforations du derme, produites par les sangsues que j'avais fait appliquer. Je n'engagerais pourtant pas à employer le même moyen de perforation, le bistouri est plus sûr.

PIÈCES JUSTIFICATIVES INÉDITES.

Expériences d'Inoculations bactéridiennes sur des lapins, par l'auteur, avec l'aide du docteur Luton.

—

Au mois d'octobre 1868 nous entreprîmes, mon confrère Luton et moi, de nous démontrer à nous-mêmes le rôle des bactéridies dans l'étiologie des maladies charbonneuses. Nous fîmes à ce sujet un grand nombre d'expériences, toutes confirmatives des enseignements de Davaine et de Raimbert. Notre objet principal était la démonstration expérimentale de l'activité zyméticide immédiate du chlorure de soude de Labarraque, employé par moi dans un certain nombre de cas heureux, et proposé à la Société médicale de Reims comme base de la thérapeutique applicable à la pustule maligne et à l'œdème charbonneux chez l'homme.

J'avais aussi pour but d'étudier l'application du même médicament comme moyen thérapeutique chez les animaux, mais surtout comme moyen prophylactique à proposer au nom de l'hygiène publique. Pour l'accomplissement de ce but, j'ai fait à la Société Industrielle de Reims une conférence publique recueillie dans ses bulletins et publiée dans les journaux de la localité en même temps que dans les bulletins du Comice agricole de Reims.

Malheureusement, une épidémie très-active de fièvres typhoïdes vint mettre un terme à nos expériences, et depuis nous n'avons pas pu les reprendre faute de loisir.

Au point de vue du mode de propagation du charbon dans les campagnes, j'ai surtout insisté sur la propriété que possèdent les bactéridies de garder leur vitalité zymotique pendant des mois entiers lorsqu'elles ont été rapidement desséchées, c'est-à-dire avant toute putréfaction.

Cet enseignement de Davaine, nous l'avons confirmé par l'inoculation infectieuse de sang charbonneux desséché, que Davaine nous avait envoyé et que nous avions inséré plusieurs mois après qu'il eut été recueilli. Ce fait a été l'objet d'une lettre de mon confrère Luton à Davaine, qui en a fait communication à l'Institut dans le courant de l'année 1869.

Dans nos expériences, nous avons employé du sang charbonneux frais, qui m'avait été envoyé par M. Petit, berger à Bignicourt, près de Juniville (Ardennes). On sait que les maladies charbonneuses sont endémiques, surtout dans les cantons de Juniville et de Machault, et aussi, mais à un moindre degré, dans les cantons de Novion, d'Attigny et de Vouziers.

Je ne veux pas publier dès aujourd'hui toutes les expériences que nous avons faites, je veux seulement donner les expériences qui nous ont fourni quelques renseignements nouveaux.

1° Le charbon inoculé aux lapins produit chez eux des accidents locaux parfaitement analogues à ceux de la pustule maligne et de l'œdème charbonneux chez l'homme. L'analogie des accidents consiste dans le confinement des bactéridies, dans leur multiplication sur place et dans les transformations zymotiques des sérosités épanchées de proche en proche autour du foyer occupé par les bactéridies.

Dans toutes nos expériences, il existait une infiltration gélatinoïde tout autour du point inoculé ; cette infiltration était très diffuse quand l'inoculation était faite au niveau d'un tissu cellulaire lamelleux lâche comme à la partie interne de la cuisse ; elle était plus opaque et plus dense quand l'inoculation était faite à la partie dorsale du cou.

Je ne cite pas d'expérience pour ce fait, il faudrait les citer toutes sans exception.

2° Les lapins inoculés ne paraissent pas malades. Au voisinage de leur mort, ils paraissent seulement plus tristes.

Chez les lapins, la maladie charbonneuse en voie de développement ne se dénote par aucun symptôme général apparent : caractère très différent de celui de la pustule maligne chez l'homme.

La médecine vétérinaire décrit une fièvre charbonneuse primitivement générale. Si elle existe, je voudrais qu'on m'en expliquât l'origine en respectant les lois générales des fermentations.

Pour ma part, précisément à cause du silence symptomatique du charbon inoculé, je crois plus volontiers que ce que l'on décrit comme fièvre charbonneuse primitivement générale, n'est que la période ultime d'une infection d'abord locale qui passe inaperçue. L'infection locale se ferait, dans ces cas, par les muqueuses et peut-être aussi par la peau, sans qu'on s'en soit aperçu.

L'infection bactéridienne chez les animaux peut-elle, quand elle est faite par de vastes étendues de muqueuses, déterminer l'altération du sang que j'ai décrite chez l'homme, à la période des accidents généraux, et déterminer la mort de ces animaux avant l'invasion universelle des bactéridies dans le sang de la circulation générale ? Cela est peut-être ainsi dans les cas où l'on prétend ne pas trouver de bactéridies dans le sang, bien que l'animal soit mort en pleine épidémie charbonneuse et d'une affection qui en ait aux yeux de l'art tous les caractères symptomatiques.

L'infiltration sous-muqueuse peut-elle chez les animaux déterminer la mort par compression des voies aériennes, ou par propagation aux méninges encéphalo-rachidiennes avant l'infection bactéridienne du courant sanguin ? La chose ne me paraît pas impossible chez les animaux, puisqu'elle se voit chez l'homme. En face d'un fait qui paraît une mort de fièvre charbonneuse et dans lequel le sang ne contient pas de bactéridies, il n'est pas permis de conclure que la fermentation bactéridienne n'y est pour rien, si l'on n'a pas examiné de près les sérosités confinées dans quelques compartiments locaux.

3° Les bactéridies, même quand elles sont inoculées par de larges plaies, se multiplient sur place et se confinent au voisinage de la lésion. On les trouve dans le sang du voisinage quand on approche du terme fatal, et en ce moment même on n'en trouve pas dans le sang de la circulation générale ; dans les dernières heures de la vie seulement, le sang en est infecté.

Expériences. — Un lapin B, inoculé le 12 octobre, à 7 heures du matin, par une piqûre à la base dorsale de l'oreille gauche, est examiné 24 heures après, le 13, à 7 heures du matin. Il paraît plus triste et cependant mange encore. « Une zone œdémateuse et rouge environne la plaie d'inoculation. Cette plaie suinte par le tiraillement de l'oreille. Une goutte de ce suintement examinée au microscope contient des bactéridies à foison. Du sang pris à la patte postérieure ne contient encore aucune bactéridie. » Ce lapin meurt le même jour à midi. L'autopsie nous montre le sang de la rate et du cœur farci de bactéridies.

— Autre expérience. — « Avec le sang du lapin B, pris dans le cœur, nous inoculons un second lapin C par une piqûre à la base de l'oreille gauche, le 13 octobre, à 1 heure. Le 14, à 1 heure, par conséquent 24 heures après, nous examinons ce lapin. L'oreille gauche est chaude, la droite est froide. A la base de l'oreille existe une partie saillante, rouge. En rouvrant la plaie d'inoculation, nous grattons une goutte qui, au microscope, contient des bactéridies. Une piqûre faite à 1/2 centimètre de cette plaie d'inoculation nous donne immédiatement beaucoup de sang rutilant. Ce sang, examiné au microscope, contient des bactéridies. Au même moment, une plaie faite à la cuisse nous donne, après quelques moments d'attente, un peu de sang qui, examiné à deux reprises au microscope, ne montre aucune bactéridie. »

Nous appliquâmes, à 2 heures, du chlorure de soude de Labarraque étendu sur la plaie d'inoculation élargie. Malgré cette application, le lapin mourut le même jour à 4 heures moins un quart. On observa qu'au moment de sa mort, il fit un saut pour retomber immobile.

A l'autopsie, nous constatons une infiltration très-étendue avec des traînées opaques; mais nulle part il n'y a gangrène ni escharre apparente. Cela confirme mon opinion, que la gangrène n'est que secondaire, même chez l'homme, et non pas une œuvre directe et immédiate du contact virulent charbonneux.

Le cœur contient des caillots feutrés de bactéridies.

Cette expérience nous démontrait que, chez ce lapin, la liqueur de Labarraque n'avait pas empêché l'infection générale et la mort. Le moment d'application et le mode choisi expliquent très-bien cet insuccès.

4° Le sang d'un lapin inoculé du charbon avec succès, quand il est pris avant la période de l'invasion du courant circulatoire par les bactéridies, par conséquent alors qu'il ne contient pas encore de bactéridies, peut être inoculé sans danger à un autre lapin et ne lui communique pas le charbon. Le lapin charbonneux n'est donc que localement charbonneux, tant que les bactéridies ne se voient pas dans son sang. C'est l'enseignement des expériences de Davaine.

5° Le sang charbonneux, chargé de bactéridies actives, perd son activité zymotique quand il est mélangé d'eau chlorurée.

Le 13 octobre, à 1 heure, nous étendons une cuillerée à café de liqueur de Labarraque dans une cuillerée à café d'eau. Dans ce liquide étendu, nous laissons macérer un quart d'heure environ

1° la moitié de la rate du lapin B, 2° le sang contenu dans son cœur, écrasé et agité.

Vu sous le microscope, ce liquide contient des bactéridies.

Immédiatement, nous injectons quelques gouttes de ce liquide sous la peau du cou, en arrière des oreilles, à un lapin que j'appellerai D.

Comme contre-épreuve, nous avions inoculé un lapin C avec le sang du cœur du lapin B avant de le jeter dans l'eau chlorurée, et c'est son histoire qui est racontée dans le paragraphe précédent. On a vu que le sang charbonneux pris dans le cœur de B était très-actif, puisqu'il détermina la mort du lapin C, malgré l'emploi local, mais tardif, de la liqueur de Labarraque.

Cependant voici l'histoire du lapin D copiée dans mes notes : « Le 14 octobre, à 1 heure, le lapin D paraît en bonne santé, on ne voit aucun accident local au niveau du point où fut faite l'injection. »

« Le 15, à 7 heures du matin, le lapin D n'a pas souffert de la première injection ; la plaie cicatrisée repose sur une partie entièrement saine, comme si rien n'y eût été pratiqué. »

« Le même jour et à la même heure, nous faisons de nouveau au lapin D une injection sous-cutanée d'un liquide préparé comme suit : nous prenons le sang contenu dans le cœur du lapin C mort infecté, et nous écrasons ce sang dans 5 volumes environ de liqueur de Labarraque étendue au 10me. »

« Le 15, à 1 heure, le lapin D est bien portant. »

« Le 18, à 7 heures du matin, le lapin D est vif et bien portant. »

« Le 24, à 1 heure de l'après-midi, nous inoculons le lapin D avec du sang chargé de bactéridies très-longues provenant de la rate d'un lapin mort malgré des injections d'iodure de potassium ioduré faites en vue d'essayer ce médicament comme agent curatif de l'infection bactéridienne. »

» Nous eûmes lieu de penser que notre source virulente s'était mitigée en dernier lieu par nos essais. Le lapin D n'en souffrit pas. »

Cependant ce lapin était bien apte au charbon comme ses frères, et les inoculations qu'il avait subies ne l'avaient pas préservé.

En effet, « le 8 novembre, à 8 heures du matin, nous inoculons le lapin D avec du sang chargé de bactéridies et provenant d'une source nouvelle. Il meurt le 9 dans la matinée.

» L'infection du sang est excessive. Le sang du poumon et du cœur nous montre des bactéridies à foison et des dimensions les plus exagérées. »

Je voulais rechercher expérimentalement s'il était possible de guérir les animaux inoculés de virus charbonneux en injectant, par la méthode hypodermique, soit le chlorure de soude, soit tout autre agent jugé apte à pénétrer facilement dans la circulation et à détruire le ferment bactéridien.

Nous avons pu nous assurer à plusieurs reprises que l'eau de feuilles de noyer largement mêlée au sang charbonneux et inoculée n'empêche aucunement l'infection bactéridienne chez les lapins.

Nos expériences de même ordre avec l'hyposulfite de soude ou avec l'iodure de potassium ioduré du Codex n'ont pas été plus heureuses qu'avec l'eau de noyer.

Nos succès dans la recherche d'un zyméticide ont été évidents et certains avec le chlorure de soude de la pharmacie Labarraque. J'insiste sur la spécialité de cette préparation. J'affirme, par la clinique, soit dans le pansement des plaies septiques, soit dans le pansement des brûlures, soit dans l'usage topique contre les angines diphthéritiques, que le chlorure d'oxide de sodium de la pharmacie Labarraque n'est pas du tout identique avec la liqueur de Labarraque du Codex et des pharmacies. Dans tous les cas que j'indique, la véritable liqueur de la pharmacie Labarraque fait merveille, et la liqueur de Labarraque du Codex ne réussit pas aussi bien ou même pas du tout. Certainement, la préparation par double décomposition indiquée par le Codex n'est pas le mode de préparation suivi par la pharmacie Labarraque.

FIN.

TABLE DES MATIÈRES.

REIMS, IMP. DE E. LUTON.

www.ingramcontent.com/pod-product-compliance
Ingram Content Group UK Ltd.
Pitfield, Milton Keynes, MK11 3LW, UK
UKHW021536260726
13993UKWH00002B/522

9 782329 118284